Zohra Jabin
Neha Bhati
Navpreet Kaur

Pós e Núcleo em Odontopediatria

Zohra Jabin
Neha Bhati
Navpreet Kaur

Pós e Núcleo em Odontopediatria

ScienciaScripts

Imprint

Any brand names and product names mentioned in this book are subject to trademark, brand or patent protection and are trademarks or registered trademarks of their respective holders. The use of brand names, product names, common names, trade names, product descriptions etc. even without a particular marking in this work is in no way to be construed to mean that such names may be regarded as unrestricted in respect of trademark and brand protection legislation and could thus be used by anyone.

Cover image: www.ingimage.com

This book is a translation from the original published under ISBN 978-620-2-06619-8.

Publisher:
Sciencia Scripts
is a trademark of
Dodo Books Indian Ocean Ltd. and OmniScriptum S.R.L publishing group

120 High Road, East Finchley, London, N2 9ED, United Kingdom
Str. Armeneasca 28/1, office 1, Chisinau MD-2012, Republic of Moldova, Europe
Printed at: see last page
ISBN: 978-620-7-90758-8

Conteúdo

INTRODUÇÃO

A cárie precoce da infância é uma doença crónica comum na infância. De acordo com a Academia Americana de Odontopediatria, a cárie precoce da infância (CPE) é definida como a presença de uma ou mais lesões cariosas não cavitadas ou cavitadas, ausentes devido a cáries ou superfícies dentárias preenchidas em qualquer dente primário de uma criança com setenta e um meses de idade ou menos[1]. O exame clínico desta condição revela um padrão distinto. Os dentes mais frequentemente envolvidos são os incisivos centrais maxilares, os incisivos laterais e os primeiros molares primários maxilares e mandibulares[2,3]. Os incisivos primários maxilares são os mais severamente afectados, com lesões de cárie profundas que geralmente envolvem a polpa. Na maioria dos casos, a destruição da estrutura do dente envolve quase toda a coroa, restando apenas a raiz e pouca porção da coroa, ou seja, só resta dentina para a colagem dos materiais restauradores, pelo que, na maioria dos casos, a única opção que resta é a extração destes dentes[3]. A importância de se preservar a integridade dos dentes anteriores pode ser percebida pelo fato de que a perda desses dentes pode levar à perda de espaço, deficiência mastigatória, desafios fonéticos, falta de desenvolvimento da pré-maxila e consequente má oclusão, desenvolvimento de hábitos para-funcionais, crescimento alveolar e harmonioso do sistema estomatoma-esquelético e, principalmente, problemas psicológicos que interferem na personalidade e no comportamento da criança[4]

Assim, é necessário restaurar a integridade da dentição primária até à sua esfoliação e erupção dos dentes permanentes. No entanto, as crianças que necessitam deste tratamento são normalmente o grupo de pacientes mais jovens e menos manejáveis. Assim, o restabelecimento da função, forma e estética dos dentes anteriores decíduos representa um desafio para o Odontopediatra

Vários materiais e técnicas têm sido defendidos para reabilitar dentes com CEC; o mais popular provavelmente são as coroas pré-formadas de aço inoxidável. No entanto, o tratamento endodôntico e a utilização de pinos ou retentores intracanais podem ser necessários antes da restauração de dentes com grande destruição coronal para restabelecer a morfologia da coroa e aumentar a resistência da restauração a cargas mecânicas e forças mastigatórias.

A obtenção de retenção intracanal para restaurar dentes anteriores mutilados é complicada em comparação com os dentes permanentes, não só devido à pouca estrutura dentária remanescente, mas também devido ao facto de os dentes decíduos terem de dar lugar aos seus homólogos permanentes. Os pilares intracanais devem ser removidos atempadamente para permitir a erupção atempada e sem obstáculos dos seus sucessores permanentes em posições normais. Outras características muito necessárias dos pinos intracanais para dentes decíduos são a biocompatibilidade, a facilidade de disponibilidade e aplicabilidade, a estética e a capacidade de resistir às forças mastigatórias. O uso de pino e núcleo é necessário para fornecer substância dentinária à coroa.

Podem ser utilizados diferentes tipos de pinos para a retenção intracanal em dentes decíduos. Alguns deles incluem: pinos de resina composta,[5] fios ortodônticos[6] pinos de fio curto (omega loop),[6-11] pinos fundidos de níquel-crómio com características macroretentoras,[12] pinos de molas helicoidais de Ni-Cr,[13,14,15-19] pinos metálicos pré-fabricados,[20] pinos biológicos,[21,22] e fibras reforçadas,[22-27] , pinos de fibra de vidro prontos a usar, pinos de fibra de polietileno/ribbond[16] e pinos de parafuso metálicos.[17,18] . A anatomia da coroa pode ser restaurada através da construção direta de compósito por método incremental,[15-17] , construção de compósito utilizando coroas de tiras de celuloide,[18] construção de compósito por técnica indireta[19] e coroas de concha biológica.

DEFINIÇÃO

Um pilar e núcleo é uma restauração dentária utilizada para construir suficientemente a estrutura do dente para uma futura restauração com uma coroa quando não existe estrutura dentária suficiente para reter corretamente a coroa, devido à perda de estrutura do dente devido a cárie ou fratura. Uma âncora colocada na raiz do dente após um canal radicular para fortalecer o dente e ajudar a manter uma coroa no lugar.

Um poste e um núcleo são constituídos por duas partes :

O pilar - O pilar é uma pequena haste, normalmente metálica, que é inserida no espaço radicular do dente e sobressai da raiz alguns milímetros (Fig. 1). O pilar é então utilizado para manter o núcleo ou uma obturação no sítio. Uma vez que o pilar é inserido no canal radicular, um pilar e um núcleo só podem ser fabricados para um dente que tenha sido objeto de tratamento do canal radicular.

O núcleo - O núcleo substitui a estrutura dentária em falta na preparação para fazer uma nova coroa dentária. Normalmente, um núcleo dentário pode ser construído diretamente a partir de materiais compósitos sem um pilar para o manter no lugar. No entanto, pode ser utilizado um pilar dentário para ajudar a fixar o núcleo ao dente. Neste caso, o núcleo é geralmente feito de ligas metálicas e o dispositivo é designado por pilar e núcleo. O núcleo é então utilizado para segurar uma coroa dentária no lugar. A coroa pode ser uma coroa unitária ou uma coroa de retenção para uma ponte dentária.[28]

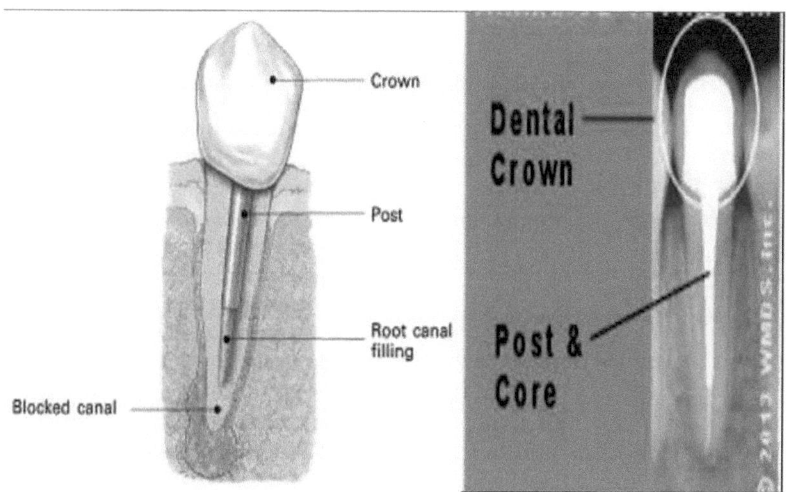

Fig. 1- Poste e núcleo

PERSPECTIVA HISTÓRICA

O conceito de utilizar a raiz de um dente para a retenção de uma coroa não é novo (Shillingburg HT etal; 1982). Nos anos 1700, Fauchard inseriu cavilhas de madeira nos canais dos dentes para ajudar na retenção da coroa. Com o passar do tempo, a madeira expandia-se no ambiente húmido para aumentar a retenção da cavilha até que, infelizmente, a raiz fraturava verticalmente. Esforços adicionais para desenvolver coroas retidas com postes ou cavilhas no século XIX foram limitados pelo fracasso da terapia "endodôntica" da época. Várias das versões de cavilhas do século XIX também usavam "pivots" de madeira, mas alguns dentistas relataram o uso de postes metálicos favorecidos por Black (1869), em que uma coroa com face de porcelana era fixada por um parafuso que passava num canal radicular revestido a ouro. Um dispositivo desenvolvido por Clark em meados do século XVIII era extremamente prático para a sua época porque incluía um tubo que permitia a drenagem da área apical ou do canal (Prothero JH; 1921).

A coroa Richmond foi introduzida em 1878 e incorporava um tubo roscado no canal com uma coroa aparafusada. Mais tarde foi modificada para eliminar o tubo roscado e foi redesenhada como uma cavilha e coroa de 1 peça (Hampson EL et al; 1958, e Demas NC et al; 1957), que perdeu rapidamente a sua popularidade porque não era prática. Isto era obviamente evidente quando existiam trajectórias divergentes de inserção do espaço do pilar e da estrutura dentária remanescente, as restaurações de coroa e cavilha de uma peça também apresentavam problemas quando a coroa ou

A FPD necessitou de ser removida e substituída. Estas dificuldades levaram ao desenvolvimento de uma restauração de pilar e núcleo como uma entidade separada com uma coroa artificial cimentada 29

sobre um núcleo e a estrutura dentária remanescente.

FACTORES CONSIDERADOS ANTES DA SELECÇÃO DOS POSTOS-

Múltiplos factores que influenciam a seleção da coluna/carcaça

I.   Comprimento da raiz

II.   Anatomia da raiz

III.   Largura de postagem

IV.   Estrutura Coronal

V.   Posição do dente na arcada

VI.   Stress

VII.   Força Torsoinal

VIII. Papel da pressão hidrostática

IX.   Projeto de postagem

X.   Material de lançamento

XI.   Capacidade de ligação

XII.   Retenção do núcleo

XIII. Resistência

XIV.   Estética

XV.   Papel do efeito de virola

I.   Comprimento da raiz

O comprimento e a forma da raiz remanescente determinam o comprimento do pilar e é um aspeto importante para o sucesso clínico. Verificou-se que quanto maior o comprimento do pilar, melhor a retenção e a distribuição do stress[30,31] Pode nem sempre ser possível usar um pilar longo no caso de dentes decíduos, especialmente quando a reabsorção já começou.98Foi encontrada uma taxa de sucesso clínico de 0,5% quando o pino era igual ou maior do que o comprimento da coroa.[32,33] Os pinos que tinham três quartos ou mais do comprimento da raiz eram 20% a 30% mais retentivos do que os pinos que tinham metade do comprimento da raiz ou igual ao comprimento da coroa.[34] Outro estudo concluiu que os pinos com um comprimento de pelo menos três quartos do comprimento da raiz ofereciam a maior rigidez e a menor deflexão da raiz. Quando o pino era igual ao comprimento da coroa, um selamento adequado só era possível em dentes com comprimento médio ou longo da raiz. Com dentes de raízes curtas, mesmo a orientação do pino mais curto, igual ao comprimento da coroa, produziu um selamento apical comprometido.[35]

A altura do osso alveolar e do selo também influencia o comprimento da cavilha.[35]

II. Anatomia da raiz

A anatomia da raiz, como a curvatura da raiz, a largura mesio-distal e a dimensão lábio-lingual, determina a seleção do pino. É importante considerar o tamanho e o comprimento da raiz, porque uma preparação inadequada do espaço do pino e a utilização de pinos de grande diâmetro apresentam o risco de perfuração apical ou lateral. Além disso, um pino ativo pode iniciar fissuras na parede dentinária fina. As radiografias devem ser utilizadas para avaliar o comprimento e a largura da raiz, as variações anatómicas, a estrutura do canal e as estruturas de tecido duro circundantes. Uma revisão completa das considerações anatómicas mostrou que as raízes dos maxilares centrais e laterais têm volume suficiente para acomodar a maioria dos sistemas de pinos.[30]

III. Largura da coluna

A importância de avaliar a largura adequada do pilar é a preservação da estrutura dentária, a redução das hipóteses de perfuração e a resistência do dente restaurado a fracturas

O diâmetro do pilar deve ser tão pequeno quanto possível, proporcionando ao mesmo tempo a rigidez necessária. É sempre importante deixar o máximo de estrutura dentária possível em todas as fases do tratamento. A largura do pilar não deve ser superior a um terço da largura da raiz na sua dimensão mais estreita e o pilar deve ser rodeado por um mínimo de 1 mm de dentina sã. Foi demonstrado que um aumento da largura do pilar não tem efeito significativo na sua retenção e proporciona a menor resistência à fratura. Foi recomendado que o diâmetro do pilar seja um terço do diâmetro da raiz e determinou-se que o comprimento do pilar é mais importante do que o diâmetro na determinação das tensões cervicais[37] .

Mattison (1982) descobriu que a tensão no dente geralmente aumenta à medida que o diâmetro do pilar aumenta e o aumento do diâmetro do pilar diminui a resistência do dente à fratura. Os canais dos pilares com 1mm de dentina vestibular remanescente são propensos a fraturar sob impacto horizontal. Foi afirmado que o diâmetro dos pilares e dos núcleos deve ser controlado para preservar a estrutura da raiz, evitar perfurações e resistir à fratura da raiz, pelo que os diâmetros dos pilares não devem exceder um terço do diâmetro da raiz a

qualquer localização, e o diâmetro da ponta do pilar deve ser normalmente de 1 mm ou menos, mostrou uma diferença altamente significativa quando as medidas radiográficas e anatómicas foram comparadas. As radiografias mostraram uma espessura maior do que a realmente existente e, por isso, não devem ser consideradas como um método fiável para medir a espessura residual das paredes dos dentes após a preparação posterior[38] .

IV. Estrutura Coronal

A quantidade de estrutura dentária coronal remanescente é também um fator crítico na determinação da seleção do pilar e a quantidade de estrutura dentária presente é mais importante do que o material a partir do qual o pilar e o núcleo são fabricados (amálgama, resina ou ouro fundido).A utilização de pinos e núcleos fundidos na restauração de dentes tratados endodonticamente com perda dentária coronal moderada a grave demonstrou uma taxa de sucesso de 90,6% após 5 anos de serviço. Quando resta ampla dentina coronal, os pinos não metálicos, como os pinos de fibra de carbono, foram considerados bem-sucedidos[39]

V. Posição do dente na arcada

Devido às forças de cisalhamento que actuam sobre eles, os dentes anteriores tratados endodonticamente são restaurados com pilares mais frequentemente do que os dentes posteriores. O pilar não oferece maior resistência à fratura da raiz e pode, de facto, enfraquecer o dente. Em dentes posteriores, quando não há necessidade funcional ou estética de uma restauração de cobertura total, o pilar não é indicado. Verificou-se que não havia diferença no reforço dos incisivos centrais superiores e das cúspides maxilares e mandibulares com e sem pilares.[40]

VI. Stress

Os dentes restaurados com pino e núcleo tratados endodonticamente estão sujeitos a vários tipos de tensões: compressão, tração e cisalhamento. Destas tensões, a tensão de corte é a mais prejudicial para o dente restaurado[40] Um aumento do comprimento do pilar com um diâmetro mínimo ajudará a reduzir as tensões de corte e a preservar a estrutura dentária.

VII. Força de torção

Intra-oralmente, os dentes restaurados com pilar e núcleo estão sujeitos a vários tipos de forças. As forças de torção na unidade pós-núcleo-coroa podem levar ao afrouxamento e à deslocação do pilar do canal Os designs de pilares activos proporcionam uma maior resistência à torção do que um pilar passivo[41]

VIII. Papel da pressão hidrostática

A cimentação desempenha um papel significativo no aumento da retenção, na distribuição das tensões e na selagem das irregularidades entre o dente e o pilar. Durante a cimentação, foi referido um aumento das tensões no interior do canal radicular devido ao desenvolvimento de pressão hidrostática que afectará o assentamento completo do pilar e poderá também provocar a fratura da raiz[42] As tensões de assentamento podem ser reduzidas através da colocação cuidadosa do pilar e da utilização de um desenho de pilar adequado com uma abertura de cimento para permitir a fuga do agente de cimentação e, assim, reduzir a pressão hidrostática. A pressão também depende da viscosidade do cimento. Quanto mais viscoso for o cimento, maior será o desenvolvimento da pressão hidrostática [40]

IX. Design de postagem

Os modelos de postes disponíveis podem ser classificados de acordo com as suas formas e características de superfície. Podem ser paralelos, cónicos, ou paralelos e cónicos combinados... O pilar cónico adapta-se à forma natural da raiz e à configuração do canal, permitindo assim uma preservação óptima da estrutura dentária no ápice do pilar; no entanto, produz um efeito de cunha, concentração de tensão na parte coronal da raiz e menor retenção. Foi demonstrado que os designs de pilares com faces paralelas aumentam a retenção e produzem uma distribuição uniforme da tensão ao longo do comprimento do pilar[43] Foi relatado que a concentração de tensão ocorre no ápice do pilar numa extremidade radicular estreita e afunilada. Esta tensão é causada pela remoção desnecessária da estrutura dentária na extremidade apical da raiz e pelos ângulos agudos do pilar.

No desenho paralelo cónico, o pino é paralelo em todo o seu comprimento, exceto na porção mais apical, onde é cónico. As características da superfície do pilar também alteram os valores retentivos, a maior retenção é observada no pilar roscado, seguido pelo pilar com uma superfície serrilhada. A menor retenção é observada nos pinos de superfície lisa[44] .

X. Material de lançamento

Para se obterem resultados óptimos, o material utilizado para o pilar deve ter propriedades físicas semelhantes às da dentina, poder ser ligado à estrutura dentária e ser biocompatível na cavidade oral. Os pilares de fibra de carbono recentemente introduzidos têm propriedades mecânicas que se aproximam das do dente. A presença de fibras paralelas na resina dos pilares de fibra de carbono permite-lhe absorver e dissipar as tensões.

Os pilares de fibra de carbono têm uma resistência inferior à dos pilares metálicos quando sujeitos a forças que simulam as da cavidade oral. O pino de fibra de carbono tem um módulo de elasticidade quase idêntico ao da dentina; em comparação, o módulo de elasticidade do aço inoxidável é cerca de 20 vezes superior ao da dentina; para o titânio, o módulo de elasticidade é 10 vezes superior ao da dentina. Os pilares com um elevado módulo de elasticidade não se flexionam com o dente sob carga e acredita-se empiricamente que causam fracturas radiculares. A cerâmica de zircónio tem um elevado módulo de elasticidade, pelo que se assume que as forças são transmitidas diretamente do pilar para a interface do dente sem absorção de choque[45] (Ichikawa Y et al; 1992) demonstrou fracturas menos extensas em dentes restaurados endodonticamente com pilares de fibra de carbono do que com pilares de cerâmica.

XI. Capacidade de ligação

A ligação de um pilar à estrutura dentária deve melhorar o prognóstico, aumentando a retenção do pilar e reforçando a estrutura dentária. Isto deve-se às características de distribuição de tensões dos materiais de ligação, tendo sido referido que os agentes de cimentação de resina mostraram uma boa adesão aos pilares de fibra de carbono e aos pilares de fibra de vidro.[46]

XII. Retenção de núcleo

A retenção é definida como um fator que resiste a uma força de tração ou de puxar. A preparação da superfície do espigão e da superfície do canal pode melhorar significativamente a retenção do espigão, tendo sido demonstrado que a abrasão a ar e o entalhe do espigão aumentam a retenção:

1. CONFIGURAÇÃO DO PÓLO - O primeiro fator é a configuração do pino, que pode ser ativo ou passivo, e cónico ou paralelo. Se for necessária uma maior retenção devido a uma diminuição do comprimento do canal ou a um aumento dos requisitos funcionais (ou seja, o dente é um pilar de uma FPD/RPD), pode ser indicado um pilar paralelo passivo menos conservador do dente.

2. COMPRIMENTO DO PILAR -. À medida que o comprimento do canal disponível para a colocação do pilar diminui, é necessário um pilar ativo.

3. CIMENTO - O cimento proporciona uma retenção importante ao pilar e ao núcleo; no entanto, nenhum cimento pode compensar um pilar mal concebido. A principal razão para utilizar um pilar é a retenção do núcleo e a conceção da cabeça do pilar é um fator importante e deve proporcionar uma retenção adequada e resistência à

deslocação do material do núcleo.

Estudos relataram que os pilares metálicos pré-fabricados com núcleos directos feitos de ionómero de vidro, compósito ou amálgama são menos fiáveis do que o pilar e o núcleo fundidos numa só peça devido à interface entre o pilar e o núcleo. As técnicas de ligação são cruciais para reforçar a retenção do núcleo na cabeça do pilar; pelo contrário, a falta de características de retenção da cabeça do pilar pode reduzir a retenção do pilar no núcleo[47]

XIII. RESISTÊNCIA

A forma de resistência é aquela que se opõe a qualquer força que não seja uma força de tração e é a consideração mais importante no sucesso a longo prazo das restaurações pós-retidas:

1.   ANTI-ROTAÇÃO - Quando um pilar redondo é colocado, a anti-rotação é essencial para evitar que as forças de cisalhamento quebrem a vedação do cimento. A anti-rotação pode ser proporcionada pela estrutura dentária vertical remanescente abaixo da margem do núcleo.

2.   Bisel da coroa - A segunda caraterística de resistência é o bisel da coroa. Para que um bisel proporcione uma resistência significativa, deve ter pelo menos 1,5 mm de comprimento. Os requisitos de largura biológica impedem geralmente a colocação deste bisel de 1,5 mm, especialmente em dentes anteriores.

3.   ESTRUTURA VERTICAL REMANESCENTE - A terceira e mais importante caraterística de resistência é a estrutura vertical remanescente acima da margem da coroa. demonstrou que apenas 2 mm de estrutura vertical remanescente duplica a forma de resistência. Relativamente aos dentes anteriores, é muito importante que esta estrutura dentária vertical remanescente se encontre nas superfícies facial e lingual.

Estes três factores trabalham em conjunto para proporcionar uma forma de resistência, pelo que, se uma das características for reduzida, uma ou ambas as restantes devem ser aumentadas.

Yaman SD et al (1998) analisaram a influência da conceção dos postes na distribuição das tensões; foram retiradas as seguintes conclusões:

4. As maiores concentrações de tensão encontram-se no ombro, particularmente interproximalmente, e no ápice. A dentina deve ser conservada nestas áreas, se possível.

5. As tensões são reduzidas à medida que o comprimento do poste aumenta.

6. As estacas paralelas podem distribuir as tensões de forma mais homogénea do que as estacas cónicas, que podem ter um efeito de cunha. Os postes paralelos geram a maior tensão no vértice.

7. Os ângulos agudos devem ser evitados porque produzem tensões elevadas durante o carregamento.

8. Podem ser geradas tensões elevadas durante a inserção. Especialmente no caso de espigões lisos de faces paralelas sem ventilação.

9. Os postes roscados produzem uma tensão elevada durante a inserção e o carregamento

10. A camada de cimento resulta numa distribuição mais uniforme das tensões na raiz com uma menor concentração de tensões.

XIV. Estética

O material do pilar e do núcleo deve ser esteticamente compatível com a coroa e os tecidos circundantes. A utilização de um pilar fundido personalizado comprometeria a estética, uma vez que a tonalidade cinzenta do metal poderia transparecer através da parede fina da raiz. O tecido gengival sobrejacente também pareceria mais escuro ou cinzento). Esta preocupação estética levou ao desenvolvimento de pilares estéticos feitos de resinas reforçadas ou cerâmica, num esforço para eliminar a deficiência de cor. Outra alternativa a um sistema estético de pilar e núcleo é a utilização de uma porcelana opaca de 1,6 mm ou mais de espessura fundida à porção do núcleo do pilar e núcleo fundido, de modo a eliminar o efeito acinzentado do metal fundido.

XV. Papel do efeito de virola

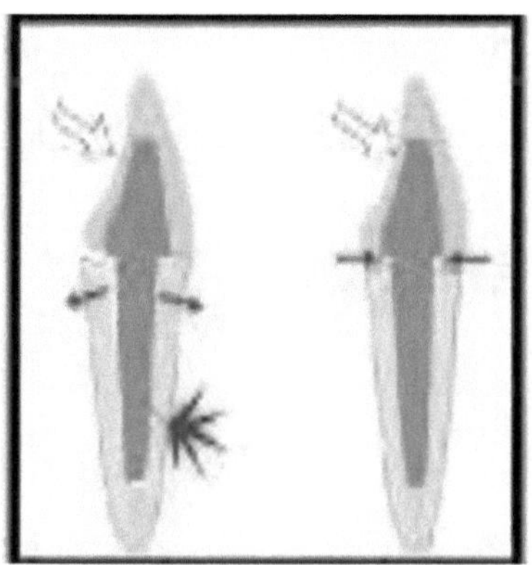

Fig. 2 Transferência de forças oclusais

Um pilar e um núcleo num dente sem polpa podem transferir forças oclusais intrarradiculares, o que pode resultar em fratura vertical da raiz. O efeito de virola é descrito como um anel de 360 graus de metal fundido e extensão da restauração definitiva fundida pelo menos 2 mm apicalmente à junção do núcleo e da estrutura dentária remanescente (Fig. 2)

Uma altura mínima de 1,5-2 mm de estrutura dentária intacta acima da margem da coroa em 360 graus à volta da circunferência da preparação do dente parece ser uma orientação racional para este efeito de virola. O dentista deve reter o máximo possível de estrutura dentária coronal ao preparar dentes sem polpa para coroas completas, para maximizar o efeito de virola. Foi enfatizado que a coroa e o núcleo devem cumprir cinco requisitos para que uma preparação de coroa seja bem sucedida:

1. Um mínimo de 2 mm de altura da parede axial da dentina,

2. Paredes axiais paralelas,

3. O metal (núcleo) deve circundar totalmente o dente,

4. Deve estar assente numa estrutura dentária sólida

5. Não deve invadir o aparelho de fixação [48]

POSTOS DE DENTISTA - REQUISITOS IDEAIS

As propriedades físicas ideais de um poste incluem:

(1) Proteção máxima da raiz.

(2) Retenção adequada no interior da raiz.

(3) Biocompatível / não corrosivo

(4) Retenção máxima do núcleo e da coroa.

(5) Proteção máxima do cimento da margem da coroa.

(6) Estética agradável

(7) Radiopaco[28]

CLASSIFICAÇÃO DO PILAR UTILIZADO NOS DENTES DECÍDUOS:[49]

Os pinos que são utilizados nos dentes decíduos podem ser classificados com base em

I.COM BASE NO MATERIAL UTILIZADO

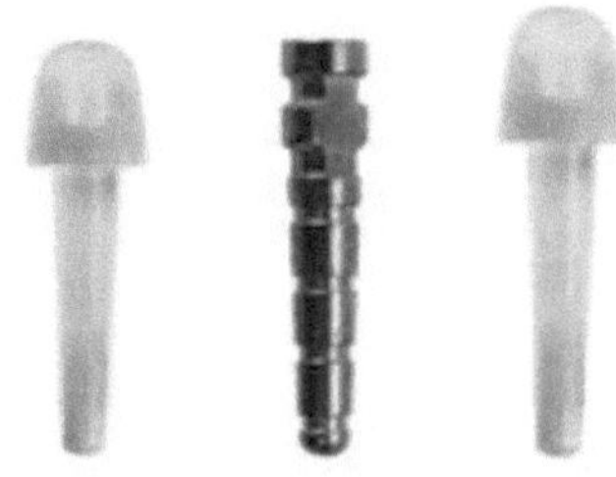

FIG. 3.1 Metallic and Non Metallic Posts

1. Metálico

a) Pré-fabricados

b) Poste de metal fundido

2. Não metálico

a) Pré-fabricados

b) Postes feitos à medida

II. COM BASE NA CONCEPÇÃO DOS POSTOS

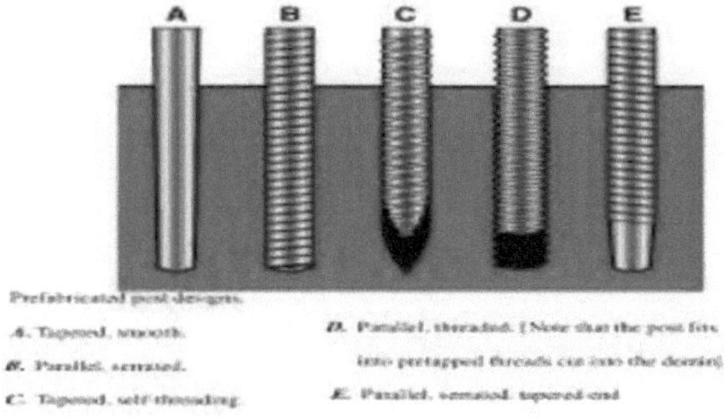

FIG. 3.2 Diferentes concepções de postes a) Roscados

b) Não encadeado

c) Alfa

d)   Metade em forma de ómega

e)   Em forma de ómega

f)   Forma de âncora modificada

g)   Em forma de gama

III.COM BASE NO MÉTODO DE FABRICO

Método direto-

a) Poste metálico b) Poste de fibra

Método Indireto-

a) Poste de resina composta b) Poste de metal fundido.

I.COM BASE NO MATERIAL UTILIZADO

POSTOS METÁLICOS-

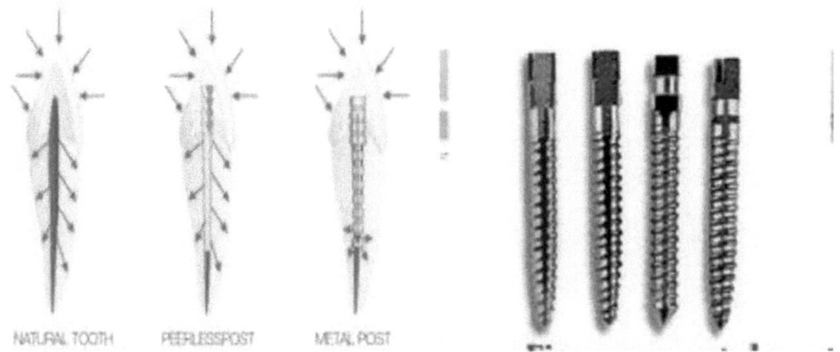

FIG.3.3 Distribuição de forças em postes metálicos

a) POSTES PRÉ-FABRICADOS

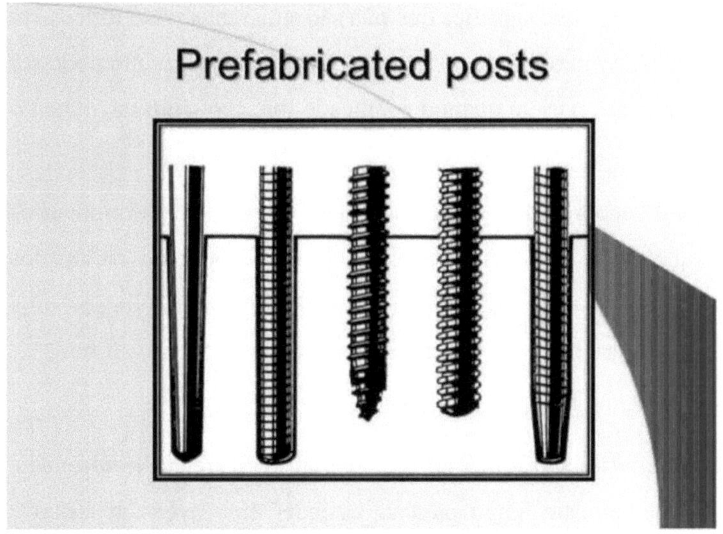

Fig.3.4 Postes pré-fabricados

Os pilares pré-fabricados são tipicamente feitos de aço inoxidável, liga de níquel-crómio, ou liga de titânio e latão (Fig. 3.4). Como os pilares pré-fabricados são cilíndricos, são mais adequados para canais circulares (i.e. incisivos maxilares) do que para dentes com canais radiculares vestibulares largos. A utilização de pilares pré-fabricados com uma reconstrução direta do núcleo é o método de restauração de eleição

19

para a restauração de molares sem polpa com perda substancial de estrutura dentária.[29,50]

Vantagens-

1.   Facilidade de colocação

2.   Menos tempo de cadeira,

3.   Custo mais baixo e a capacidade de restaurar um dente para a preparação imediata da coroa;

4.   Também dependem principalmente do cimento para a retenção (Fig. 5).

Postes de titânio

Os pilares de titânio foram introduzidos devido a preocupações com a corrosão, têm uma baixa resistência à fratura, o que significa que não são suficientemente fortes para serem utilizados em canais de pilares finos. A remoção de pilares de titânio pode ser um problema porque, por vezes, partem quando é aplicada força com um instrumento de remoção de pilares.

A utilização prolongada de energia ultra-sónica pode ser necessária para remover os pilares de titânio, o que pode ser prejudicial para o dente ou para os tecidos circundantes. Por estas razões, os pilares de titânio e de latão devem ser evitados, uma vez que não oferecem vantagens reais em relação aos pilares de metal mais fortes.

CRITÉRIOS PARA OS POSTES PRÉ-FABRICADOS IDEAIS

1.   O pilar deve ter um comprimento suficiente: Para garantir uma retenção adequada, o espigão deve ser suficientemente longo para se estender dois terços do canal e permitir um comprimento suficiente para o núcleo, devendo ter 10 a 15 mm de comprimento.

2.   O poste deve ter uma forma paralela

a)   Os postes metálicos paralelos demonstraram uma maior resistência ao deslocamento do que um poste cónico e são mais retentivos do que os postes cónicos [51.,52,53]

b)   Os pilares paralelos induzem menos tensão na raiz, devido a um menor efeito de cunha, e são considerados menos susceptíveis de causar fracturas radiculares do que os pilares cónicos [54,55]

c)   Os pinos cónicos requerem menos remoção de dentina porque a maioria das raízes são cónicas. São indicados principalmente em dentes com raízes finas e morfologia delicada.

d)   Os pilares cónicos têm uma forma de cunha que pode levar à fratura da raiz devido a tensões elevadas e deslocam-se ligeiramente porque não permanecem em contacto com as paredes do canal e perdem toda a forma de resistência

e)   Verificou-se que os pilares de faces paralelas e roscadas são os pilares de faces paralelas mais retentivos, os pilares com serrilhas são mais retentivos do que os pilares paralelos cimentados e de faces lisas Turner CH et al; 1985). No entanto, Weine et al (1991) não registaram problemas de retenção com pilares cónicos durante 10 anos ou mais

f)   Os pilares passivos e cónicos oferecem a menor retenção dos pilares pré-fabricados, mas permitem uma remoção mínima da dentina radicular porque a sua forma cónica assemelha-se à morfologia geral do canal. Pode ser obtida uma retenção adicional com um pilar paralelo através da utilização de cimento de resina ou através da utilização de um pilar ativo. 40% dos dentistas gerais utilizaram pilares pré-fabricados na maioria das vezes e o pilar pré-fabricado mais popular foi o pilar serrilhado de lados paralelos. [47]

g)   O poste passivo mais retentivo é um poste comprido, de lados paralelos, com uma superfície de extremidade rugosa.

3.   Cimentado em vez de aparafusado: Um pilar aparafusado causa maior tensão interna numa raiz já vulnerável e pode levar à fratura.

4.   Padronizado para o tamanho das brocas existentes: Isto permite precisão e facilidade de colocação.

5.   Os pilares devem ser ventilados: Para permitir a extrusão do excesso de cimento

e para aliviar a pressão hidráulica durante a cimentação. A ventilação também reduz a tendência do pilar para se elevar do canal durante a cimentação.

6. Características da superfície

a. De acordo com as suas características de superfície, os pilares são activos ou passivos. Os pilares activos ligam-se mecanicamente à dentina com fios, enquanto os pilares passivos dependem do cimento e da sua estreita adaptação à parede do canal para a sua retenção.

b. Vários estudos têm implicado o desenho do pino ativo como causa de falha do pino e do núcleo dos dentes restaurados. Um pilar serrilhado ou rugoso tem maior resistência ao deslocamento do que um pilar liso. A maioria dos pilares activos são roscados e destinam-se a envolver as paredes do canal, enquanto que os pilares passivos são retidos estritamente pelo agente de cimentação.[43,51] .

c. Os pilares activos são mais retentivos do que os pilares passivos, mas introduzem mais tensão na raiz do que os pilares passivos. No entanto, podem ser utilizados com segurança em raízes substanciais com o máximo de dentina remanescente. A sua utilização deve ser limitada a raízes curtas em que seja necessária uma retenção máxima.[56,57]

Uma das considerações mais importantes na reconstrução de dentes decíduos é a reabsorção fisiológica da raiz. Por isso, na maioria dos casos, o dentista deve considerar quase 3 mm da raiz existente para obter retenção e resistência suficientes da restauração do dente severamente danificado. Os pilares metálicos são rígidos mas não estéticos. A retenção pode ser aumentada com a adição de serrilha no pilar. Podem interferir com a reabsorção fisiológica da raiz se forem colocados para além de 3 mm no canal.

Comprimento da coluna: 3 mm - radicular; 2 a 3 mm - coronal

1. Postes cónicos lisos

A diretriz essencial na colocação do pilar é manter o máximo possível de estrutura dentária pericanal natural. O pilar que melhor cumpre este requisito é o pilar cónico passivo, porque imita a forma natural do canal e, devido à sua forma, proporciona a menor quantidade de retenção. O efeito de cunha do pilar está relacionado com o alargamento do canal do pilar: quanto maior o alargamento, maior o efeito de cunha. Quando existe um comprimento de canal adequado para a retenção axial (8 a 9 mm) e o canal não é em forma de funil, o pilar cónico é a escolha ideal, como em:

(1) Pequenos canais circulares.

(2) Dentes não sujeitos a cargas funcionais e parafuncionais elevadas.

(3) Em dentes com paredes radiculares finas, que estão perfurados ou têm reparações de perfuração.[58]

2. Poste metálico invertido

Trata-se de uma técnica simples denominada "técnica de inserção reversa de pilar metálico" (RMPT), efectuada através da utilização de pilar metálico pré-fabricado e restauração de resina composta para a reconstrução eficaz de dentes anteriores decíduos severamente cariados. Trata-se de uma modificação do pilar metálico em que o pilar é inserido ao contrário, de modo a que a cabeça de 3 mm fique dentro do canal e os restantes 5 mm da secção roscada sejam posicionados fora do canal como um núcleo para a restauração coronal. A estabilidade inicial do pilar no canal é conseguida através da forma quadrangular do núcleo do pilar. Deve ser efectuado um bisel para reduzir a tensão concentrada nas paredes dentinárias e, em seguida, a cabeça do pilar é testada com os 3 mm coronais do canal.

Vantagens-

1. Esta técnica de restauração direta é de fácil utilização e execução.

2. Pode ser realizado diretamente na boca sem quaisquer processos laboratoriais adicionais.

3. Pode ser feito numa única consulta.

4. Uma vez que existe material compósito suficiente à volta da parte central do sistema de pilares, obtém-se uma maior estética e adaptação da cor, e não se verifica qualquer exibição metálica através da restauração de compósito.

5.   O comprimento do núcleo do sistema de pilares que é colocado intracanal é igual ao comprimento recomendado para dentes decíduos; 3 mm.

6.   Ocupa apenas o terço cervical do canal para não interferir no processo de reabsorção da raiz do dente primário e na erupção do dente permanente.

Procedimento

Preparação do canal: Foram preparados 3 mm da parte coronal do canal para a futura substituição do pilar. O canal foi preparado de forma quase retangular com um ângulo de linha semi-arredondado de modo a coincidir com o núcleo quadrangular de um poste metálico pré-fabricado que se planeia colocar inversamente no canal preparado. O comprimento do núcleo dos postes metálicos pré-fabricados é de 3 mm.

Vantagens-

Procedimento fácil de executar e económico com retenção adequada e boa estética.

Desvantagens-

A possibilidade de fissuras radiculares subsequentes à função a longo prazo, especialmente em crianças com oclusão pesada ou hábitos parafuncionais.[59]

3.   Poste de níquel-crómio com elemento Macroretentivo

Os pinos fundidos de níquel-cromo (Ni-Cr) com elementos macroretentores foram introduzidos pela primeira vez por Rodrigues Filho e colaboradores (1995). Esses pinos variavam de 1,5 a 3,0 mm de diâmetro. O objetivo dessa técnica é aumentar a resistência dos dentes restaurados à carga mecânica por meio da colagem do retentor intra-canal. Os elementos macroretentores redondos dos pinos fundidos em Ni-Cr oferecem uma melhor distribuição das forças de carga mastigatória. Estes pilares são indicados para o reforço de canais alargados, considerando que estão disponíveis quantidades limitadas de tecido dentinário, o que é uma situação comum durante a restauração de dentes anteriores decíduos. São pré-fabricados em vários diâmetros, pelo que podem ser facilmente utilizados. As taxas de retenção destes pilares nas visitas de recordação de 12 meses foram de aproximadamente 98% para os pilares de compósito, 90% para os pilares de fibra e 100% para as técnicas de pilares invertidos.

Estas taxas são consistentes com os resultados relatados por Judd et al e Sharaf, que relataram taxas de sucesso de 100% para as técnicas de pino composto e pino de fibra nos seus estudos, respetivamente[12]

b) POSTOS DE METAL FUNDIDO

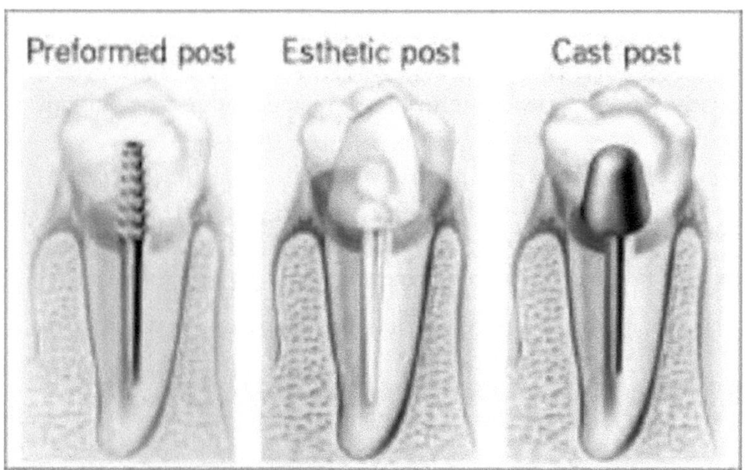

Fig .3.5 Postes de metal fundido

Os pilares e núcleos fundidos foram o padrão durante muitos anos e ainda são utilizados por alguns clínicos. Embora se verifique que o seu desempenho não é tão bom como o de outros tipos de pilares, oferecem vantagens em determinadas situações clínicas. Por exemplo, quando vários dentes necessitam de pilares, é por vezes mais eficiente fazer uma impressão e fabricá-los no laboratório, em vez de colocar um pilar e um cimento em cada dente individualmente, como um procedimento de consultório. Um pino e núcleo fundidos (fig. 3.5) podem ser indicados quando um dente está desalinhado e o núcleo tem de ser angulado em relação ao pino para obter um alinhamento correto com os dentes adjacentes.

Os pinos e núcleos fundidos também podem ser indicados em dentes pequenos, como os incisivos mandibulares, quando há uma estrutura dentária coronal mínima disponível para recursos anti-rotação ou colagem. Os pilares e núcleos fundidos são geralmente fáceis de recuperar quando é necessário um retratamento endodôntico.

O maior desafio para os pilares e coroas fundidos é em áreas que requerem uma restauração temporária estética. Os pilares/coroas provisórios não são eficazes na prevenção da contaminação do sistema de canais radiculares. Quando é necessário um pilar e uma coroa provisórios, deve ser colocado um material de barreira sobre o canal radicular.

O material obturador, o pilar e o núcleo fundidos devem ser fabricados e cimentados o mais rapidamente possível. São fabricados utilizando o método indireto de fabrico.

DESVANTAGENS-

1. São caros.

2. Necessidade de uma fase laboratorial suplementar para a preparação do posto.

3. Pode causar problemas durante a esfoliação dos dentes naturais.[60, 61]

POSTES NÃO METÁLICOS / POSTES DA COR DOS DENTES

a) PREFABRICADOS-

A utilização de pinos não metálicos pré-fabricados, tais como pinos cerâmicos, fibras de carbono, fibras de polietileno, fitas, fibras de vidro, etc. na reconstrução de dentes anteriores decíduos extremamente danificados tem sido uma opção de tratamento aceitável. A boa adaptação às paredes do canal através da aplicação de resina composta, a retenção suficiente e a estabilidade são vantagens do tratamento; mas algumas desvantagens, como o custo excessivo para a odontopediatria, a sensibilidade da técnica e o consumo de tempo devido a múltiplos passos numa criança pequena que não coopera, tornam esta alternativa de tratamento luxuosa.

Foram desenvolvidos vários pilares da cor dos dentes, incluindo: CFP revestido a zircónio, Aesthetic-Post Plus (Bisco); os pilares totalmente em zircónio, Cosmopost (Ivoclar) e Cerapost (Brasseler); e pilares reforçados com fibra, Light-post (Bisco), Luscent Anchor (Dentatus)

Fig 3.6 Poste de cor de dente

PÓS À BASE DE FIBRAS

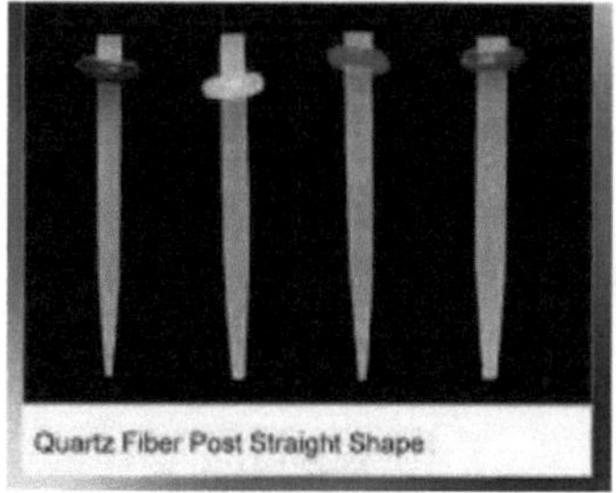

Fig. 3.6 Poste de fibra

Os postes à base de fibra estão disponíveis em vários diâmetros e comprimentos.

Tipos:-

- POSTE EM FIBRA DE CARBONO :-

Os postes de fibra de carbono são sistemas de postes pré-fabricados não metálicos. Os postes à base de fibra de carbono são essencialmente materiais compósitos. São feitos de fibras de carbono unidireccionais alinhadas, igualmente esticadas e contínuas, com 8 mm de diâmetro, embebidas numa matriz de resina epóxida. Os pilares de fibra de carbono (Fig. 3.6) são mais flexíveis do que os pilares metálicos e têm aproximadamente o mesmo módulo de elasticidade (rigidez) que a dentina. Quando colados no local com cimento de resina, as forças são distribuídas mais uniformemente na raiz, resultando em menos fracturas radiculares. Os pilares de fibra de carbono originais eram escuros, o que constituía um problema potencial quando se considerava a estética pós-restauração. O pilar de fibra de carbono é um pilar passivo, de cor preta. Estão disponíveis em diferentes tamanhos (de 1 a 1,7 mm) e formas (lados paralelos, cónicos, lisos e serrilhados). Podem ser facilmente removidas com um instrumento ultrassónico ou rotativo. A orientação das fibras ajuda a manter o instrumento de remoção no alinhamento correto.[62,63,64]

Estes pilares são radiolúcidos e parecem ser biocompatíveis, não corrosivos e a sua técnica de colocação é menos invasiva devido ao curto comprimento do pilar de 7 a 8 mm com menos hipóteses de perfuração. Possuem uma resistência inferior à dos pilares metálicos, pelo que há menos probabilidades de fratura da raiz.[65]

Existem também outros tipos de pilares de fibra, incluindo pilares de fibra de quartzo, fibra de vidro e fibra de silicone, que alegadamente oferecem as mesmas vantagens que os pilares de fibra de carbono, mas com melhor estética. A maioria dos pinos de fibra são relativamente radiolúcidos e têm um aspeto radiográfico diferente dos pinos tradicionais. Ferrari et al (2000) compararam o CFP com um pino fundido personalizado durante 4 anos. Registaram uma falha de 11% do pilar fundido personalizado, ao passo que não se registaram falhas do CFP.[66.]

Vantagens

- Elevada resistência à tração,

- Maior resistência à fadiga e rigidez inerente,

- Maior resistência à corrosão, biocompatibilidade com diferentes materiais do núcleo,

- Boa ligação química às resinas Bis-GMA,

- Um módulo de elasticidade jovem próximo do da dentina

Vantagens dos postes de fibra em relação aos postes metálicos

- Estética

- Translucidez

- Reforço de coroa de resina composta

- Facilidade de manipulação

- POSTE DE RESINA COMPOSTA REFORÇADA COM FIBRA

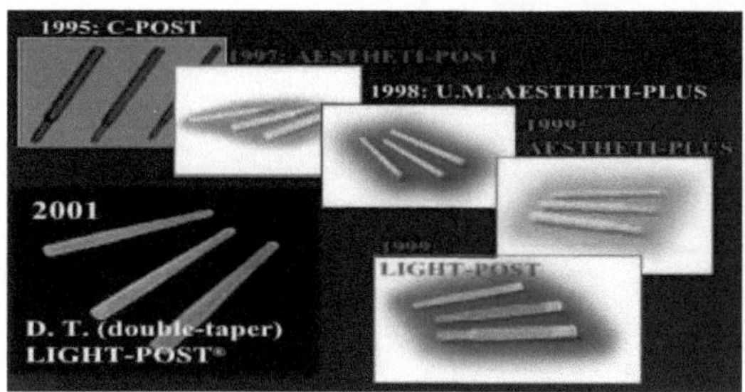

Fig.3.7 Postes em compósito reforçado com fibras

Trata-se de materiais à base de resina que contêm fibras com o objetivo de melhorar as suas propriedades físicas. Os sistemas de pinos à base de fibras (Fig. 3.7) podem ser utilizados como alternativa aos materiais tradicionalmente utilizados no tratamento de cáries na primeira infância[14] A utilização de pinos e núcleos permite uma reconstrução mais extensa de dentes decíduos anteriores grosseiramente destruídos.

Diferentes tipos de fibras, tais como fibras de vidro, fibras de carbono, fibras de Kevlar, fibras de Vectran e fibras de polietileno, foram adicionadas aos materiais compósitos.[67,68]

[1] . As fibras de vidro, constituídas por filamentos de vidro entrelaçados, melhoram a resistência ao impacto dos materiais compósitos. Têm excelentes propriedades estéticas, mas não aderem facilmente à matriz resinosa

[2] . As fibras de carbono evitam a fratura por fadiga e reforçam os materiais compósitos, mas têm uma cor escura que é esteticamente indesejável.[69,70,71]

[3] . As fibras de Kevlar, feitas de uma poliamida aromática, aumentam a resistência ao impacto dos compósitos, mas são inestéticas, pelo que a sua utilização é limitada

[4] . As fibras Vectran são fibras sintéticas feitas de poliésteres aromáticos. Apresentam uma boa resistência à abrasão e ao impacto, mas são caras.[72,73]

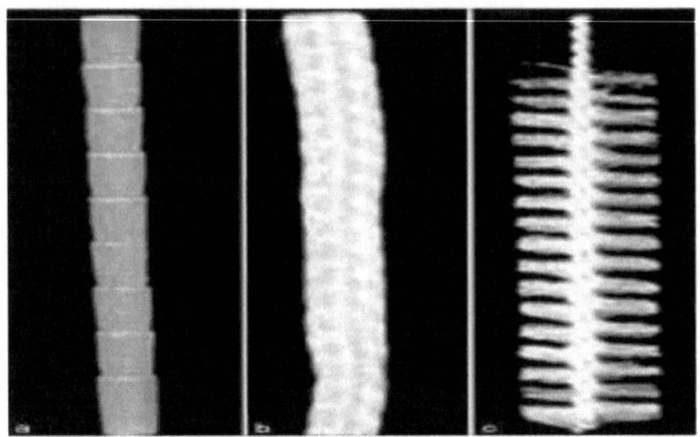

Fig. 3.8 Postes de fibra de polietileno

As fibras de polietileno foram desenvolvidas para terem uma vantagem clínica em relação ao material tradicional do pilar e do núcleo. Estas fibras (Fig. 3.8) melhoram a resistência ao impacto, o módulo de elasticidade e a resistência à flexão dos materiais compósitos. Quando comparadas com outras fibras, são quase invisíveis na matriz resinosa. Por estas razões, são os reforços mais adequados e os melhores reforços estéticos dos materiais compósitos. Esta fibra tem sido descrita como sendo utilizada para talas de periósteo, reforço de próteses removíveis, próteses, fabrico de poste e núcleo e utilização provisória.

Procedimento-

Para a preparação passo a passo deste sistema de pinos, deve ser feita primeiro a remoção de 2 mm da porção coronal da obturação radicular. As estruturas coronais e a câmara pulpar foram condicionadas corretamente. As fibras de polietileno condicionadas com agente de ligação, colocadas na ranhura do canal radicular, são estabilizadas com material compósito. As fibras de polietileno, com 2 - 3 mm de comprimento, são mantidas [73]

acima da coroa para reforçar a estrutura coronal.[73]

- FIBRAS DE FITA-

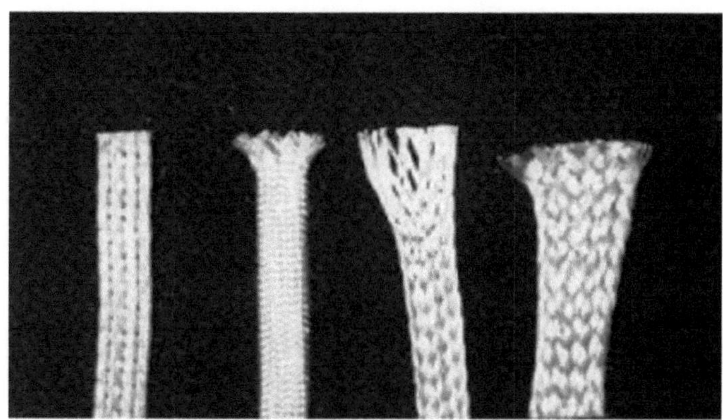

Fig. 3.9 Fibras Ribbond

As fibras Ribbond, introduzidas no mercado em 1992, são fibras reforçadas coláveis, constituídas por fibras de polietileno de ultra-alta resistência. Estas fibras (Fig. 3.9) são tão resistentes que é necessária uma tesoura especial para as cortar.

Propriedades-

1.   As fibras do Ribbond absorvem menos humidade do que as resinas compostas

2.   A chave para o sucesso do Ribbond é a sua trama leno patenteada. Concebida com uma caraterística de ponto de fecho que transfere eficazmente as forças através da trama sem transferência de tensão para a resina, a trama do Ribbond também proporciona excelentes características de manuseamento

3.   Praticamente sem memória, o Ribbond adapta-se aos contornos dos dentes e da arcada dentária

4.   Os pinos de fibra Ribbond oferecem uma boa resistência ao impacto da resina composta utilizada para a reconstrução coronal. Isto deve-se ao facto de o seu módulo de elasticidade e resistência à flexão serem próximos da dentina[74].

5.   Outra vantagem oferecida é a melhor adesão à matriz de resina composta quando comparada com os postes de fibra de vidro.

6.   A excelente translucidez proporciona uma estética satisfatória.

7.   Os postes de fibra Ribbond permitem uma fácil inserção e, quando utilizados com

compósitos fluidos, adaptam-se à forma do canal radicular e transferem as forças para as fibras.

8.   As fibras Ribbond absorvem facilmente a água devido ao tratamento "gás-plasma" a que são expostas. Este tratamento reduz a tensão superficial das fibras, proporcionando assim uma boa ligação química aos materiais compósitos.

9.   O Ribbond é biocompatível, estético, translúcido, praticamente incolor e desaparece no interior do compósito ou acrílico sem transparecer [75]

10.   As fibras Ribbond também se caracterizam por uma resistência ao impacto cinco vezes superior à do ferro.[76]

11.   Estas fibras são camufladas no interior da estrutura de resina composta e proporcionam um grande atrativo estético.

12.   Têm a vantagem de serem fáceis de manipular, de se desfazerem ou de se recuperarem, mantendo a extensão inalterada após o corte.

O cimento resinoso de dupla polimerização é utilizado com as fibras de Ribbond e a restauração final é efectuada com resina composta. Apesar desta versatilidade, existem poucos relatos sobre a utilização do Ribbond em odontopediatria[77,78]

- **POSTE DE FIBRA DE VIDRO**

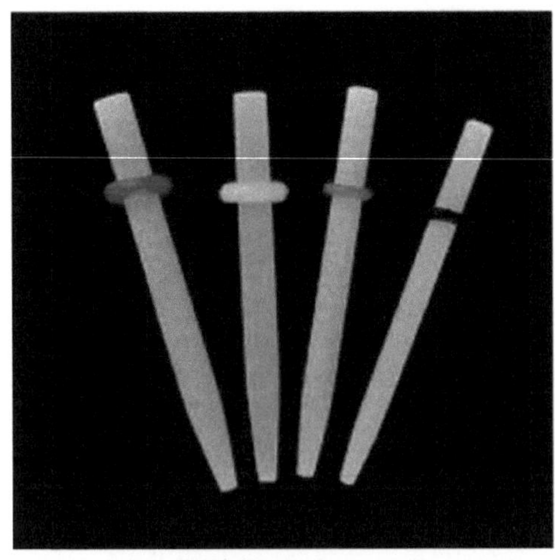

Fig. 3.10 Postes de fibra de vidro

São compostos por fibras de vidro unidireccionais (Fig. 3.10) embebidas em matriz de resina. Têm a vantagem de distribuir a tensão por uma superfície ampla, aumentando assim o limiar de carga. As desvantagens deste sistema de pilares são a falta de aderência à matriz resinosa, o que interfere com a estética e com a reabsorção nos dentes decíduos, se forem alargados para além de 3 mm.[79]

• POSTES DE RESINA COMPOSTA REFORÇADA COM FIBRA DE VIDRO

Trata-se de uma nova geração de postes de fibra compostos por fibras de vidro silanizadas densamente compactadas numa matriz de gel fotopolimerizável. As fibras têm 7 a 10 µm de diâmetro. A sua resistência à flexão é de 1280 MPa, que está mais próxima da dentina, pelo que há menos probabilidades de fratura da raiz. O pilar GFRC é curado durante 20 segundos para ganhar rigidez, antes da inserção no espaço do pilar. A resina composta fluida fotopolimerizável é utilizada para fixar o pilar nos dentes primários. O pilar de fibra e o compósito são então curados em conjunto. A porção coronal do pilar de compósito reforçado com fibra de vidro é alargada para aumentar a área de superfície para a retenção do núcleo.

1. Têm uma maior facilidade de manuseamento e podem ser utilizados em áreas de elevada tensão.

2. São invisíveis na matriz de resina, pelo que são os mais adequados para as necessidades estéticas.

Gujjar e Indushekar[80] compararam a força de retenção de três pilares diferentes, incluindo pilar de compósito, fio ortodôntico γ e pilar de fibra de vidro nos incisivos primários. Os seus resultados mostraram que o grupo do pilar de fibra de vidro tinha a maior e o grupo do pilar de compósito tinha a menor resistência à tração, indicando uma diferença estatisticamente significativa. Atribuíram a maior força de retenção dos pilares de fibra à melhor ligação destes pilares ao cimento e à melhor transmissão de luz através destes pilares, o que melhora a polimerização do cimento na área apical.

- POSTES EM COMPÓSITO DE FIBRA TECIDA

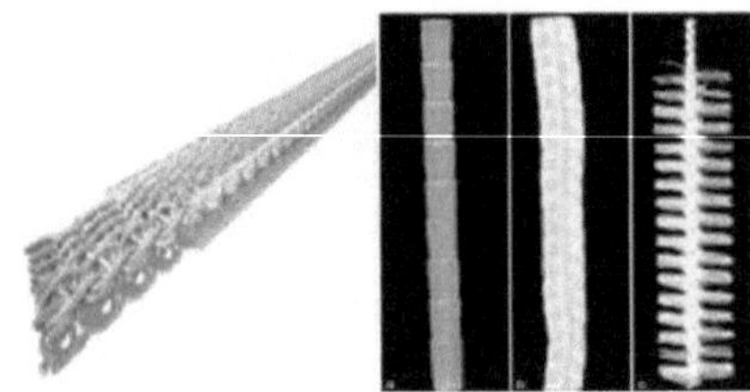

Fig. 3.11 Postes de fibras tecidas

Estes pinos de fibra (Fig. 3.11) são constituídos por fibras (por exemplo, carbono, quartzo, sílica, zircónio ou vidro) numa matriz à base de resinas. O silano é utilizado como um agente de acoplamento para ligar as fibras à matriz de resina. As propriedades mecânicas dos materiais compósitos reforçados com fibras dependem fortemente da direção da carga e da estrutura dos materiais. Os postes metálicos têm uma estrutura homogénea (isotrópica), enquanto os postes feitos de compósitos reforçados com fibras são anisotrópicos. Os estudos demonstraram que a resina reforçada com fibras é tão forte como o CFP e aproximadamente duas vezes mais rígida[29] . Num estudo em que foram comparados diferentes postes de fibra, verificou-se que o poste de fibra de quartzo (AesthetiPlus®) era superior, em termos de propriedades mecânicas, ao Composiposts® e ao Snowposts® à base de fibra de sílica, o que foi atribuído à inclusão de sulfato de bário na matriz de resina dos Composiposts® e Snowposts® radiopacos.[81]

- ## POSTO DE CERÂMICA

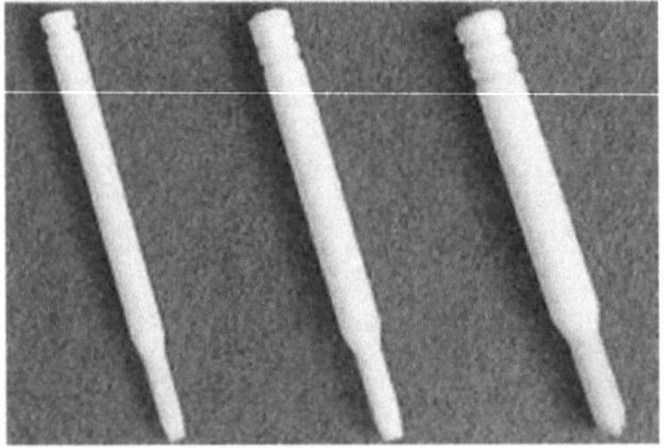

FIG. 3.12 Postes de cerâmica

É feito de cerâmica de óxido de zircónio. O óxido de ítrio foi adicionado como agente estabilizador. O Ceramicpost (Fig. 3.12) tem um desenho cilíndrico-cónico, em que o pilar afunila no seu terço apical para preservar a estrutura dentária e facilitar a cimentação.

50

coroas.

Vantagens:

- São biocompatíveis.

o São resistentes à corrosão e não mancham a estrutura dentária.

o Possuem uma estética excecional devido às propriedades ópticas do material do pilar.

o O pilar pode ser utilizado diretamente com núcleo compósito ou indiretamente com a técnica de prensagem a quente para obter um núcleo cerâmico.

- É uma alternativa de sucesso para restaurar a função e a estética em crianças com dentes anteriores decíduos muito cariados.

POSTES DE ZIRCÓNIO

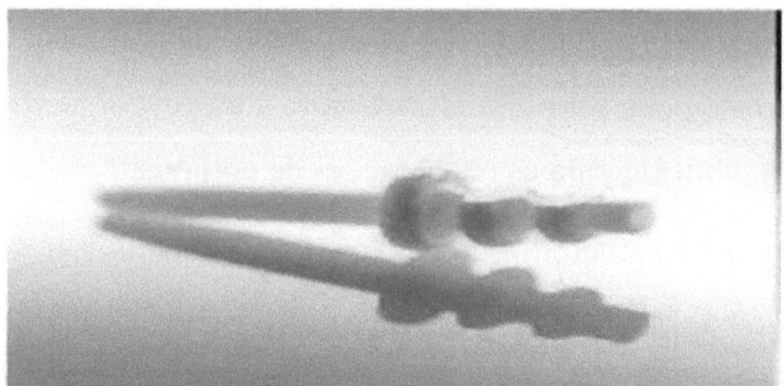

Fig. 3.13 Postes de zircónio

Os pilares totalmente em zircónio são bastante rígidos, com um módulo de elasticidade superior ao do aço inoxidável. Os pilares de zircónio (Fig. 3.13) oferecem uma excelente estética, mas têm várias desvantagens.

1. Possuem elevada resistência à flexão, resistência à fratura, radiopacidade, biocompatibilidade e propriedades físicas semelhantes às do aço[82]

2. Têm uma resistência à fratura inferior à dos pilares metálicos, pelo que são mais

fracos, sendo necessário um pilar mais espesso. Assim, o seu fabrico exige a remoção de estrutura dentária radicular adicional.

3. Os pilares de zircónio não podem ser gravados, pelo que não é possível unir um material de núcleo compósito ao pilar, tornando a retenção do núcleo um problema.

4. Estes pilares foram concebidos para serem utilizados com um material de núcleo compósito, mas um núcleo compósito de grandes dimensões pode não ser suficientemente rígido para suportar uma coroa frágil totalmente em cerâmica.

5. As desvantagens incluem a dificuldade de recuperação do pilar fracturado dentro do canal radicular e a fraca capacidade de ligação da resina do pilar à dentina radicular[50]

b) POSTOS COMPOSTOS PERSONALIZADOS

1. Os pilares de compósito são fáceis de aplicar e apresentam uma excelente estética devido à translucidez da resina composta. Pelo contrário, os pilares de arame/metal podem apresentar uma translucidez acinzentada devido à cor do arame, que é difícil de mascarar completamente com a resina sobreposta.

2. Podem ser fabricadas diretamente no espaço do pilar utilizando material compósito. Pode também ser utilizado o material compósito utilizado habitualmente em procedimentos de restauração e este pode ser polimerizado com a mesma unidade de fotopolimerização utilizada habitualmente para as restaurações de compósito.

3. Estes pilares desgastam-se a um ritmo sincronizado com os dentes decíduos.

4. Proporciona uma estética satisfatória, mas a retenção devido à contração e encolhimento da polimerização, levando a fugas marginais, especialmente nas margens da cavidade cervical, pode ser um risco.

5. Têm uma resistência ao desgaste relativamente baixa.

6. A polimerização extra-oral melhorada da resina composta pode minimizar as desvantagens acima mencionadas das restaurações directas de compósito.[83,84,85]

Bahman Seraj et al realizaram um estudo comparativo sobre a resistência à fratura de três tipos de pinos, incluindo resina composta, fibra de quartzo personalizada e fibra de vidro pré-fabricada na restauração de dentes anteriores decíduos severamente danificados. O pilar de fibra de quartzo personalizado apresentou a maior resistência à fratura, mas a análise estatística não revelou diferenças significativas entre os grupos. Concluíram que os três tipos de pinos estudados podem ser utilizados com sucesso para restaurar dentes anteriores decíduos muito destruídos.[86]

11. COM BASE NA CONCEPÇÃO DO POSTO[87]

As extensões de arame dobradas em diferentes formas, ou seja, alfa, gama e delta, são utilizadas há muito tempo por muitos clínicos como postes para dentes decíduos.

a) OMEGA POST

A utilização da ansa Omega foi introduzida por Mortada e King como retentor intracanal no ano de 2004. Nos dentes decíduos é utilizado um total de 5 mm de comprimento de pino, sendo que as duas extremidades livres do pino, com 3 mm de comprimento, são colocadas no interior do canal. Os restantes 2 mm do pilar ómega proporcionam retenção à restauração coronal. A utilização de fio ortodôntico inoxidável em forma de ómega como pino intracanal também é simples. No entanto, o fio não é capaz de se adaptar adequadamente à forma do canal porque não é uma cópia exacta do canal.[49]

CORREIO MEIO ÓMEGA

O fio de aço inoxidável é dobrado em forma de meio ómega para fazer o pilar. As serrilhas são adicionadas para aumentar a área de superfície potencial de fixação do material de restauração e, consequentemente, aumentar a estabilidade a longo prazo de uma restauração estética.

Vantagens -

• Processo rápido

• O fio não causa quaisquer tensões internas no canal radicular, uma vez que é incorporado principalmente no material de restauração, e pode ser efectuado com um tempo mínimo de cadeira.

- A extensão coronal proporciona retenção à restauração coronal

Desvantagens:

- A adesão entre o fio Omega e a parede dentinária é mecânica.

- A adaptação do fio às paredes internas é inadequada, levando ao deslocamento do fio e à fratura radicular devido a forças mastigatórias excessivas.

b) ALPHA POST

O fio de aço inoxidável é dobrado em forma de alfa e colocado no canal e aqui também a extensão do poste no canal não deve ser superior a 3 mm. O fio dobrado em forma de alfa é ligado por pressão dentro dos canais radiculares e isso pode levar a tensões na dentina.

c) GAMMA POST

Um fio ortodôntico é dobrado de modo a formar a letra grega "y". A porção do laço é colocada dentro do espaço do pilar e as duas extremidades livres são colocadas em direção à porção coronal e ajudam a fornecer retenção à restauração coronal. Embora tenha sido registada uma taxa de sucesso de 93% com o fio dobrado em forma de gama, a técnica foi classificada como sendo dependente do operador. As únicas desvantagens desta técnica são a obtenção de apenas dois pontos de retenção e o facto de a cor do fio ser visível através da resina sobrejacente.[88]

d) POSTE EM FORMA DE ÂNCORA MODIFICADO

Foi introduzido para ultrapassar os problemas de retenção dos pilares ómega. Para o fabrico do poste, um dos braços de um fio ortodôntico é dobrado para baixo e é virado para o lado oposto. Repetir o mesmo procedimento para o outro braço. Dobra-se a extremidade livre dos braços na direção da extremidade curva e corta-se o excesso de fio conforme necessário. Ao comprimir a extremidade curva, a extremidade livre abre-se para se adaptar às paredes da raiz, dando assim uma retenção mecânica extra. A compressão excessiva não é aconselhada, pois pode provocar a fratura da raiz. O pilar é colocado no canal radicular preparado e verifica-se a sua adaptação. As ranhuras de retenção em forma de cogumelo são colocadas no lado interior da raiz para criar um mecanismo de bloqueio, aumentando assim a retenção.

Vantagens em relação ao Omega post-

• A extremidade livre tem dois braços que se cruzam para o lado oposto e que se adaptam às paredes da raiz - retenção extra

• A extremidade curva confere resistência à estrutura coronal.

• A adaptação pode ser melhorada através da compressão na extremidade curva, que abre os braços na extremidade livre.

• Por conseguinte, é uma técnica mais simples, mais fácil e mais económica para tratar dentes gravemente danificados.

• R. Rajesh et al efectuaram um estudo sobre o poste em forma de âncora modificado e concluíram que se trata de uma alternativa fácil de fabricar e pouco dispendiosa. O sucesso a longo prazo desta conceção em comparação com outras concepções tem de ser investigado mais aprofundadamente.

III.COM BASE NO MÉTODO DE FABRICO

A. MÉTODO DIRECTO-

a) Posto metálico

b) Posto de fibra

Técnica

Um método fiável é o fabrico direto do padrão descrito pela primeira vez por Barker (1963), utilizando vários materiais: cera com uma haste de plástico como suporte, resina acrílica com um canal de plástico sólido e um núcleo de resina acrílica com uma lima endodôntica revestida com cera que se adaptou ao canal preparado.

B. MÉTODO INDIRECTO-

a) Poste de resina composta

b) Poste de metal fundido

Técnica

O sucesso do método indireto depende da precisão da impressão que reproduz a superfície interna do canal radicular preparado. O material de moldagem é injetado no espaço do pilar (Sall HD; 1977), e um objeto rígido é inserido no canal antes do conjunto inicial de material de moldagem para reforçar esta moldagem e minimizar o potencial de distorção, que inclui palitos de dentes, arame, clipes de papel e sprues de plástico.

RESTAURAÇÕES BIOLÓGICAS-

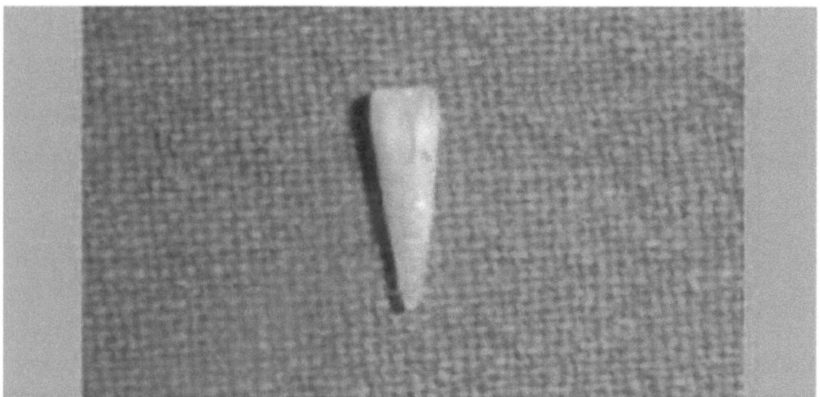

Fig. 4 Restauração biológica

O termo restauração biológica foi introduzido por Santos e Bianchi (1991) para descrever uma técnica alternativa que utiliza as capacidades adesivas dos materiais em combinação com a colocação estratégica de partes de dentes humanos extraídos.[49]

Esta técnica de colagem de fragmentos de dentes foi proposta pela primeira vez para reparar dentes permanentes com a própria coroa fracturada do paciente [Chosak, 1964]. As coroas e raízes naturais têm sido utilizadas para manutenção de espaços em crianças, como substituto de pinos metálicos intracanais e como restaurações biológicas para dentes decíduos posteriores e anteriores.

Os principais factores a ter em conta ao selecionar os pinos intracanais apropriados são a biocompatibilidade, a facilidade de aplicação e a disponibilidade, exigindo menos tempo de consulta.

Os pilares de dentina biológicos têm todas estas características e a vantagem adicional de serem baratos. Os pilares de dentina foram inicialmente preparados utilizando dentina de raiz primária, mas a sua disponibilidade é limitada e é difícil obter dentina de raiz primária isenta de reabsorção. Por isso, foi aconselhada a utilização de dentina de raiz pré-molar, que é o dente mais comum extraído por razões ortodônticas e está amplamente disponível.

Outra vantagem da utilização das peças de raiz pré-molar é a facilidade de as encontrar em bom estado.

As coroas naturais oferecem uma excelente anatomia e estética, bem como a preservação da cor natural do dente. O esmalte natural tem um desgaste fisiológico e oferece uma suavidade superficial e uma adaptação cervical compatíveis com as dos dentes circundantes. A duração de cada consulta é reduzida, porque os "dentes naturais protéticos" são preparados previamente.

As restaurações de resina composta não apresentam estas vantagens e podem permitir a formação de manchas e placa bacteriana nas suas superfícies.[90]

Uma das limitações da utilização de restaurações biológicas é a preparação pré-operatória, tal como a esterilização e a preparação do dente natural para fazer o pilar/pilar de dentina e a coroa de núcleo/casca. No entanto, estes passos também podem ser efectuados por auxiliares dentários, e o dentista não precisa de perder tempo com isso.

Atualmente, estão disponíveis métodos seguros de esterilização e armazenamento para garantir a segurança de um dente ou fragmento de dente de um banco de dentes [Mandroli, 2003].

A técnica é eficaz, restabelece a função e representa uma alternativa à restauração protética em crianças. Os pais devem ser informados, aceitar e consentir o uso de dentes de um banco de dentes. Os dentes de um banco de dentes fiável devem estar disponíveis.

Procedimento do banco de dentes-

Ramires- Romitoet al (2000), utilizaram dentes do Banco de Dentes Humanos da Faculdade de Odontologia da Universidade de São Paulo para serem usados como pinos naturais e coroas para encaixe em 30

as raízes e substituir também as coroas.[30]

• As amostras recolhidas de dentes extraídos foram cuidadosamente raspadas, polidas e libertadas de tecidos moles e restos periodontais.

• As polpas foram removidas dos canais radiculares e foi efectuada uma preparação biológica completa.

• Após a preparação, todos os dentes da amostra foram colocados na cuba de ultra-sons em H2O2 a 6%.

• Cada dente foi submetido a uma sonicação durante 30 minutos.

• Os dentes foram armazenados a 4 graus Celsius em solução salina equilibrada de Hank (HBSS) com identificação do dador até ao momento da sua utilização

Preparação da restauração biológica

• Os dentes seleccionados do banco de dentes são remodelados para serem utilizados como pilar e coroa naturais utilizando o kit de preparação de coroas

• As raízes que são moldadas para funcionar como postes são reforçadas por material compósito fluido.

• O dente selecionado e preparado para ser utilizado como restauração biológica é depois autoclavado antes da cimentação.

• O dente é então testado para verificar a sua adaptação e os ajustes a efetuar.

Vantagens

• Dente natural obtido do paciente ou de um banco de dentes

• Fácil de executar

• Económico

Desvantagens

• Não é aceite por muitos doentes

• Necessidade de um banco de dentes

• A aceitação do dador e do recetor e a infeção cruzada tornam esta opção de tratamento largamente impraticável

MATERIAIS DE BASE

Os três materiais básicos de núcleo direto são a amálgama, o compósito e o ionómero de vidro. As propriedades que são importantes preditores do comportamento clínico de um material de núcleo incluem as resistências ao cisalhamento por compressão e à tração, juntamente com a rigidez.

As propriedades físicas ideais de um núcleo incluem:

(1) Elevada resistência à compressão,

(2) Estabilidade dimensional,

(3) Facilidade de manipulação,

(4) Tempo de regulação curto,

(5) Capacidade de aderir tanto ao dente como à cavilha.

1) AMALGAM:-

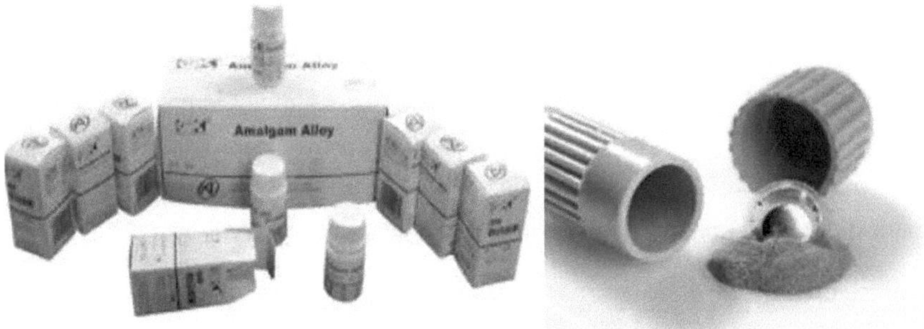

Fig 5.1 Amálgama

A amálgama de prata (Fig. 5.1) tem uma longa história de sucesso; apresenta uma elevada resistência à compressão e rigidez. A cor escura da amálgama tem o potencial de diminuir o valor de todas as restaurações de cerâmica e causa uma auréola cinzenta na margem gengival. Não é possível unir a amálgama para a fixar. A sua baixa resistência inicial requer uma espera de 15 a 20 minutos antes da preparação do núcleo, mesmo quando é utilizada uma liga esférica de presa rápida. Por isso, é pouco recomendável como material de núcleo[29]

2) IONÓMERO DE VIDRO:-

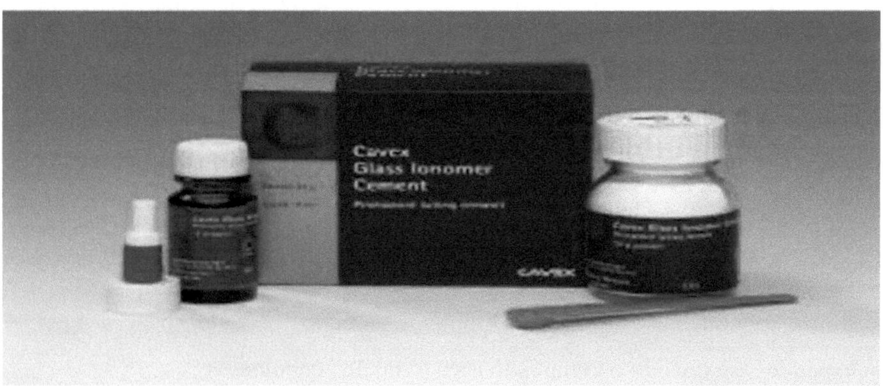

FIG 5.2 Cimento de ionómero de vidro

Os cimentos de ionómero de vidro (Fig. 5.2) têm um desempenho fraco como material de núcleo de suporte de carga, mas são um material de núcleo aceitável em dentes posteriores em que mais de 50% da estrutura coronal do dente permanece. A principal desvantagem é a baixa resistência à fratura, incluindo o ionómero de vidro reforçado com prata.

O material mais recente é o ionómero de vidro modificado por resina. É fácil de manipular e as suas propriedades físicas situam-se entre as do ionómero de vidro convencional e as do compósito, embora em situações de grande tensão não seja o material de eleição.

3) RESINA COMPOSTA:-

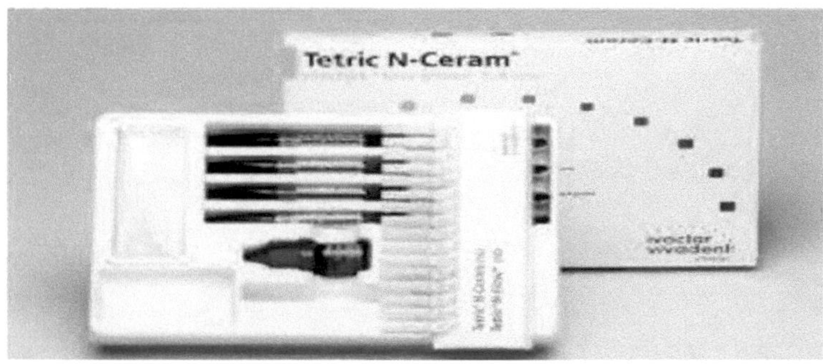

Fig 5.3 Resina composta

O compósito (Fig. 5.3) tem uma resistência intermédia entre a amálgama e o glassionomer (Kovarik RE et al; 1992); tem uma longa história de utilização devido à sua facilidade de manipulação

Uma das principais vantagens do compósito é a sua capacidade de ser colado à estrutura do dente e, em seguida, servir como um substrato ao qual uma coroa de cerâmica pode ser colada.

Tem uma tenacidade à fratura e uma resistência à compressão adequadas.

Não é dimensionalmente estável num ambiente húmido. Quando absorve água, o núcleo expande-se e quando o compósito seca, o núcleo encolhe. .

O compósito é o material de eleição quando existe estrutura dentária coronal remanescente para ajudar a suportar o núcleo. No entanto, quando é necessária uma elevada resistência e a estrutura dentária coronal remanescente é mínima, o compósito não é o material de eleição.[29]

CIMENTOS E CIMENTAÇÃO DE POSTES-

AGENTES DE LUTING-

Muitos agentes de cimentação podem ser utilizados para a cimentação de pinos no canal primário.

A seleção dos agentes de cimentação depende principalmente do tipo e material do pilar a ser utilizado. Estudos demonstraram um aumento significativo na retenção do pilar com cimento de resina (, Nathanson D; 1993, e Wong B et al; 1995).

Atualmente, existem quatro tipos de cimentos disponíveis para a pós-cimentação.

1. Cimento de fosfato de zinco - Poste metálico invertido

2. Cimento de policarboxilato

3. Cimento de ionómero de vidro - Omega (Metal post)

4. Cimento resinoso adesivo

5. Compósito fluido - Postes de metal e de fibra Resina de dupla cura - Postes de metal e de fibra.[49, 63]

1.   CIMENTO DE FOSFATO DE ZINCO

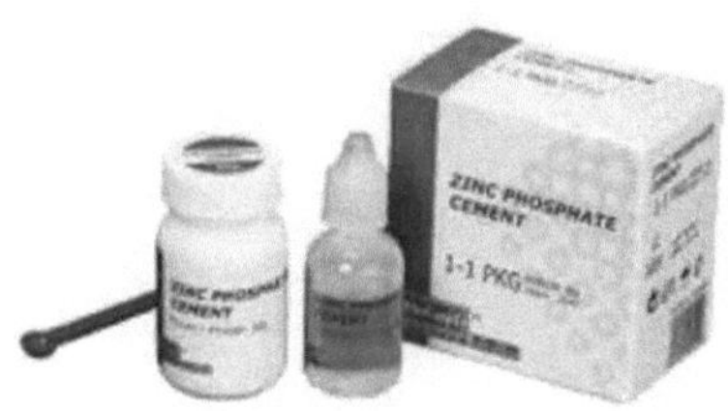

Fig 6.1 Cimento de fosfato de zinco

O mais tradicional de todos os cimentos, o fosfato de zinco (Fig. 6.1) tem propriedades físicas adequadas, é barato e fácil de usar, e continua a ser uma excelente escolha para a cimentação de pilares. É indicado principalmente para pinos metálicos.[91]

1. Cimento standard de grande sucesso.

2. Elevada solubilidade na cavidade oral.

3. Falta de verdadeira aderência.

4. Propriedades físicas adequadas.

5. Facilidade de aplicação.

6. Barato.

2.   POLICARBOXILATO

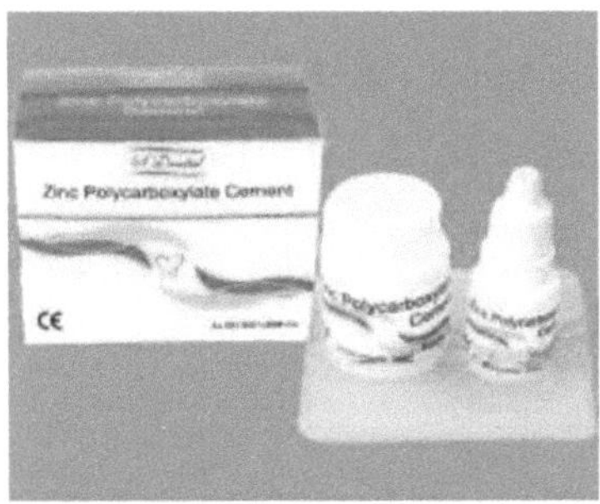

Fig 6.2 Cimento de policarboilato

O cimento de policarboxilato (Fig. 6.2) tem uma resistência à compressão inferior, pelo que não é uma primeira escolha (Anusavice KJ et al; 1996).

1. Proporciona uma ligação química fraca à dentina.

2. Sofre uma deformação plástica após uma carga cíclica.

3. Menos retentivo em comparação com o fosfato de zinco; (baixa resistência à compressão).

3.   CIMENTO DE IONÓMERO DE VIDRO :-

O ionómero de vidro tem propriedades físicas adequadas; no entanto, é um material de presa lenta que requer muitas horas para atingir uma resistência adequada (Matsuya S et al; 1996). O cimento de ionómero de vidro modificado por resina, tal como foi formulado originalmente, tinha uma expansão de presa significativa. A atual geração de cimento de ionómero de resina ultrapassou este problema e é amplamente utilizada para a pós-cimentação (Duncan JP et al; 1998).

1. Proporciona uma ligação química fraca à dentina.

2. Libertação de flúor e efeito anticariogénico.

3. Requer vários dias ou mesmo várias semanas para atingir a sua força máxima, pelo que é

não é adequado como agente de cimentação para pinos (Matsuya S et al; 1996).

- Cimento de ionómero de vidro modificado por resina

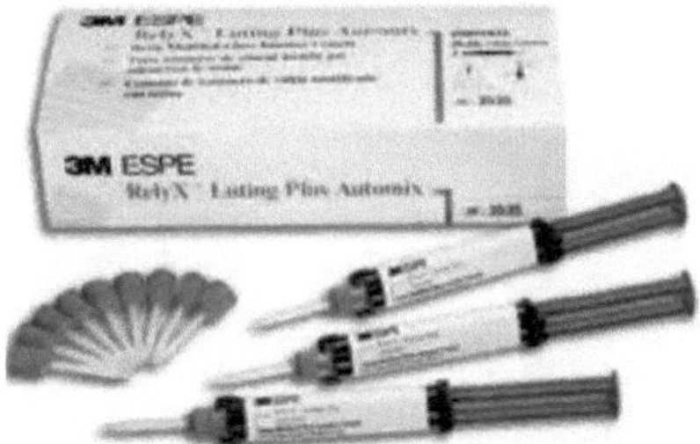

Fig 6.3 CIMENTO IONÓMICO DE VIDRO MODIFICADO COM RESINA

1. Libertação de flúor e efeito anticariogénico.

2. Insolúvel.

3. Proporcionar uma boa retenção da prótese.

4. Imbui água e expande-se com o tempo, existindo provas anedóticas de que a expansão volumétrica do cimento fracturará todas as coroas de cerâmica e deve ser evitada para a cimentação de postes, pois é provável que cause uma fratura vertical da raiz (Miller MB; 1996).

4. CIMENTO RESINOSO ADESIVO

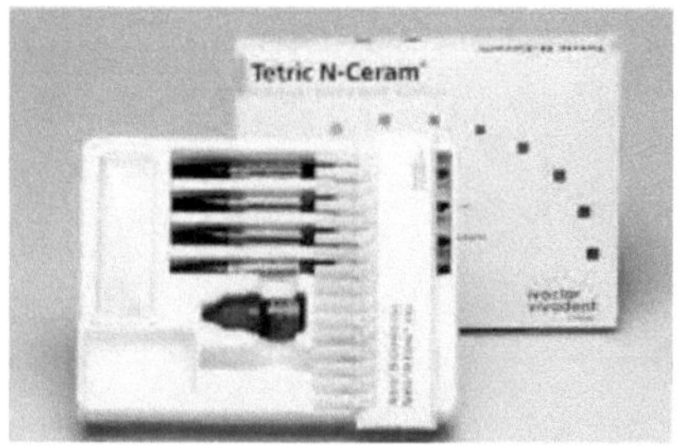

1. A retenção é maior nos pilares cimentados com resinas adesivas (Duncan JP et al; 1998).

2. Mendosa e Eakle (1994) referiram que alguns postes não assentavam completamente nos canais dos postes devido ao endurecimento prematuro da resina.

3. Os cimentos de resina também têm sido sugeridos como um método para reforçar dentes sem polpa.

4. A solubilidade mais baixa de todos os cimentos.

5. A mais elevada resistência à compressão.

CIMENTAÇÃO DE POSTES

O método utilizado para colocar o cimento no canal antes da colocação do pilar tem um efeito significativo na retenção do pilar (Goldman M et al; 1984, e Goldstein GR et al; 1986). A colocação do cimento no canal com uma espiral Lentulo demonstrou ser o método mais eficaz. A colocação do cimento com um tubo de agulha também é eficaz, desde que a ponta da agulha atinja o fundo do espaço do canal. Depois de o cimento ser colocado no canal, o pilar é revestido com o cimento e colocado no canal. Se o cimento for colocado no pilar apenas quando este estiver cimentado, o ar ficará preso profundamente no canal preparado e, à medida que o pilar é

O ar, depois de assentado, viajará através do cimento líquido para criar espaços vazios que comprometerão as propriedades físicas da película de cimento. Preencher o canal com cimento antes de assentar o pilar evitará o aprisionamento de ar e assegurará uma camada de cimento densa e uniforme (Jacobi R et al; 1993). Tjan et al (1992) demonstraram que os vazios dentro do cimento resinoso adesivo (Fig. 6.4) eram responsáveis pelos baixos valores retentivos esperados para a retenção do pilar, devido à inibição da polimerização da resina pelo oxigénio.

QUAIS SÃO OS TIPOS MAIS COMUNS DE FALHAS NOS POSTES E NO NÚCLEO

Os vários tipos de falhas que podem ser encontradas nos postos são

1. Pós-afrouxamento ou deslocamento

2. Fracturas radiculares

3. Perfurações de postes

4. Falha devido ao aumento das cargas funcionais

5. Lesões apicais e cáries

6. Causas periodontais

7. Contaminação ortógrada

REFERÊNCIAS

1.   Nissan S, Khoury-Absawi M. Cáries na primeira infância. Refuat Hapeh Vehashinayim. 2009 26:29-38, 70.

2.   Jose B, King NM. Lesões de cárie na primeira infância em crianças pré-escolares em Kerala, Índia. Pediatr Dent 2003;25:594-600

3.   Ribeiro NM, Ribeiro MA. Aleitamento materno e cárie precoce da infância:uma revisão crítica. J Pediatr (Rio J) 2004;80:S199-2103.

4.   Kapur A, Chawla HS, Goyal A, Gaube K. Um ponto de vista estético em crianças muito pequenas. J Clin Ped Dent. 2005;30(2):99-103. [PubMed]

5.   Mendes FM, De Benedetto MS, Zardetto CGC, Wanderley MT, Correa MSNP. Restauração com resina composta em dentes anteriores decíduos utilizando a técnica shortpost e coroas em tiras: Um relato de caso. Quintessence Int.

2004;35(9):689-692. [PubMed]

6.   Judd PL, Kenny JD, Johnston DH, Yacobi R. Técnica de poste curto de resina composta para dentes anteriores primários. J Am Dent Assoc. 1990;120(5):553- 555. [PubMed]

7.   Mortada A, King NM. Uma técnica simplificada para a restauração de dentes anteriores decíduos severamente mutilados. J Clin Pediatr Dent. 2004;28(3):187-192. [PubMed]

8.   Usha M, Deepak V, Venkat S, Gargi M. Tratamento de aumentos severamente mutilados: Um desafio para o pedodontista. J Ind Soc Pedodon Prev Dent. 2007;25(suppl):34-37. [PubMed]

9.   Grewal N, Seth R. Comparative in vivo evaluation of restoring severely mutilated primary anterior teeth with biological post and crown preparation and reinforced composite restoration. J Ind Soc Pedod Prev Dent. 2008;26(4):141-148. [PubMed]

10.   Subramaniam P, Babu KL, Sunny R. Resina composta reforçada com fibra de vidro como um pós intracanal - um estudo clínico. J Clin Pediatr Dent. 2008;32(3):207-

210. [PubMed]

11. Aminabadi NA, Farahani ZRM. A eficácia de uma extensão de fio ómega modificada para o tratamento de dentes anteriores decíduos severamente danificados. J Clin Pediatr Dent. 2009;33(4):283-288. [PubMed]

12. Wanderley MT, Ferreira SL, Rodrigues CR, Rodrigues Filho LE. Restauração de dente anterior primário utilizando pinos com elementos macroretentores.

Quintessence Int. 1999;30(6):432-436.

13. Pinheiro SL, Bonecker MJ, Duarte DA, Imparato JC, Oda M. Análise da resistência de união de pinos intracanais utilizados em dentes decíduos anteriores: Um estudo in vitro. J Clin Pediatr Dent 2006;31:32-4

14. Kennedy DB. As lesões de classe 4. Em: Kennedy DB. Odontopediatria Operatória. 3ª ed.

15. Bristol: Wright; 1986:102-105 Pithan S, Vieira RS, Chain MC. Resistência de união à tração de pinos intracanais em dentes anteriores decíduos: Um estudo in vitro. J Clin Pediatr Dent 2002; 27:35-9.

16. Aminabadi NA, Farahani RM. A eficácia de uma extensão de fio ómega modificada para o tratamento de dentes anteriores decíduos severamente danificados. J Clin Pediatr Dent 2009;33:283-8.

17. Mortada A, King NM. Uma técnica simplificada para a restauração de dentes decíduos an- teriores severamente mutilados. J Clin Pediatr Dent 2004;28:187-92.

18. Navit S, Katiyar A, Samadi F, Jaiswal JN. Reabilitação de dentes severamente mutilados sob anestesia geral numa criança emocionalmente imatura. J Indian Soc Pedod Prev Dent 2010;28:42-4

19. Usha M, Deepak V, Venkat S, Gargi M. Tratamento de incisivos severamente mutilados: Um desafio para o pedodontista. J Indian Soc Pedod Prev Dent 2007;25(suppl):S34-S36.

20. Cavalcanti AL, Barbosa JC, Boudoux KL, Valenca AMG, Padilha WWN. Pilar

intracanal colado em restauração de dentes decíduos anteriores. J Bras Odontopediatr Odontol Bebê 2003;6:152-6.

21. Kapur A, Chawla HS, Goyal A, Gaube K. Um ponto de vista estético em crianças muito pequenas. J Clin Pediatr Dent 2005;30:99-103.

22. Mandroli PS. Restauração biológica de dentes anteriores decíduos: Um relato de caso. J Indian Soc Pedod Prev Dent 2003;2195-7

23. Island G, White GE. Fibras de fita de polietileno: Uma nova alternativa para restaurar incisivos primários muito destruídos. J Clin Pediatr Dent 2005;29:151-6

24. Motisuki C, Santos-Pinto L, Giro EM. Restauração de incisivos decíduos severamente cariados utilizando a técnica de restauração direta em resina composta. Int J Paediatr Dent 2005;15:282-6.

25. Oliveira LB, Peixoto LFS, Conte Zardetto CG, Pires Corrêa MSN, Wanderley MT. Reabilitação de dentes anteriores decíduos utilizando núcleo de fibra de vidro. J Health Sci Inst 2010;28:89-93.

2 6.Sharaf AA. Aplicação de pinos com núcleo de fibra na restauração de incisivos primários muito destruídos. J Clin Pediatr Dent 2002;26:217-24.

3 7. Subramaniam P, Babu KL, Sunny R. Resina composta reforçada com fibra de vidro como um pilar intracanal: Um estudo clínico. J Clin Pediatr Dent 2008;32:207-10

28 Prashant Babaji. Crowns in pediatric dentistry, 1st edition, 2015. Publicações Jaypee.

29 Dr. Reem Al-Dhalaan. Tratamento protético de dentes tratados endodonticamente.

30 . Holmes DC, Diaz-Arnold AM, Leary JM. Influência da dimensão do pilar na distribuição da tensão na dentina. J Prosthet Dent. 1996;75(2): 140-7.)

31 . Standlee, JP, Caputo, AA, Collard, EW, Pollack, MH. Análise da distribuição de tensões por postes endodônticos. J Oral Surg. 1972;33:952...)

32 . Reforço intracoronal e cobertura coronal: Um estudo de dentes tratados

endodonticamente John A. Sorensen, James T. Martinoff, J Prosthet Dent,Jun 1984: 51(6):780-4

33 . Johnson J K e sakamura J S1978dowel form and tensile force, Journal of prosthetic dentistry,40,645

34 Uma avaliação do comprimento do pilar dentro dos limites elásticos da dentina James M. Leary, Steven A. Aquilino, Carl W. Svare p277-281,março 1987

35 Wagnild GW, Mueller KI. Restauração do dente tratado endodonticamente. In: Cohen S, Burns RC, eds. Pathways of the pulp. 8ª ed., St. St. Louis: CV Mosby, 2002:765-95indicou que a altura do osso alveolar também influencia o comprimento da cavilha)

36 J Prosthet Dent. 2002 Apr;87(4):431-7.Resistência à fratura de dentes tratados endodonticamente e restaurados com diferentes sistemas de pinos.Akkayan B1, Gülmez T.

37 J Prosthet Dent. 2000 Jun;83(6):617-23.Espessura de dentina residual em prémolares inferiores preparados com brocas gates glidden e ParaPost. Pilo R1, Tamse A.

38 . Complicações clínicas em prótese fixa charles j. goodacre, dds, msd,a guillermo bernal, dds, msd,b kitichai rungcharassaeng,dds, ms,c e joseph y. k. kan, dds, msd school of dentistry, loma linda university, loma linda, calif. julho 2003 the journal of prosthetic dentistry(

39 Stockton LW et al; 1999) Stockton, L.W., Williams, P.T. Retenção e resistência ao cisalhamento de dois sistemas de pinos. Oper Dent. 1999;24:210-216

40 . Rosenstiel SR, Land MF, Fujimoto J. Contemporary fixed prosthodontics. 3ª ed. Nova Deli: Harcourt (Índia) Pvt Ltd; 2001. p. 273-312

41 Cohen, B.I., Pagnillo, M.K., Condos, S., Deutsch, A.S. Comparação da falha de torção de sete sistemas de pinos endodônticos. J Prosthet Dent. 1995;74:350-357.

42 . Fernandes, A.S., Dessai, G.S. Factores que afectam a resistência à fratura de dentes reconstruídos pós-core (uma revisão) . Int J Prosthodont. 2001;14:355- 363

43 . Standlee, J.P., Caputo, A.A., Collard, E.W., Pollack, M.H. Análise da distribuição de tensões por pinos endodônticos. Oral Surg Oral Med Oral Pathol. 1972;33:952-960.

44 Ross, R.S., Nicholls, J.I., Harrington, G.W. A comparison of strains generated during placement of five endodontic posts. J Endod. 1991;17:450-456.

45 . Asmussen, E., Peutzfeldt, A., Heitmann, T. Stiffness, elastic limit, and strength of newer types of endodontic posts. J Dent. 1999;27:275-278.

46 Mannocci, E., Ferrari, M., Watson, T.F. Carga intermitente de dentes restaurados com fibra de quartzo, fibra de carbono-quartzo e pinos cerâmicos de dióxido de zircónio para canais radiculares. J Adhes Dent. 1999;1:153-158.

47 Morgano, S.M., Milot, P. Clinical success of cast metal posts and cores. J Prosthet Dent. 1993;70:11-16.

48 Análise da distribuição de tensões num incisivo central maxilar sujeito a várias aplicações de pinos e núcleos*Sis Darendeliler Yaman, DDS, PhD1, Tayfun Alaçam, DDS, PhD2, Yavuz Yaman, PhD3, JOE fevereiro 1998Volume 24, Edição 2, Páginas 107-111.

49 Wagnild GW, Mueller KI. Restauração do dente tratado endodonticamente. In: Cohen S, Burns RC, eds. Pathways of the pulp. 8ª ed., St. St. Louis: CV Mosby, 2002:765-9.

50 .Postes em dentes decíduos - Um sile para um sorriso melhor. Swara Shah, Seema Bargale, K.V.R. Anuradha, Nikhil.

51 Colocação de pinos e restauração de dentes tratados endodonticamente: Uma revisão da literatura.Richard S. Schwartz, DDS, e James W. Robbins, DDS, MA

52 Standlee JP, Caputo AA, Hanson EC. Retenção de pinos endodônticos: efeitos do cimento, comprimento do pino, diâmetro e desenho. J Prosthet Dent1978;39:401-5.

53 . Johnson JK, Sakamura JS. Forma do pino e força de tração. J Prosthet Dent 1978;40:64.

54 Qualtrough AJ, Chandler NP, Purton DG. Uma comparação da retenção de pinos

de cor dentária. Quintessence Int 2003;34:199-201.). 5-9.

55 ., Martinez-Insua A, da Silva L, Rilo B, Santana U. Comparação das resistências à fratura de dentes sem polpa restaurados com um pilar e núcleo de gesso ou pilar de fibra de carbono com um núcleo de compósito. J Prosthet Dent 1998;80:527-32.

56 Sorensen JA, Engelman MJ. Desenho da ponteira e resistência à fratura de dentes tratados endodonticamente. J Prosthet Dent 1990;63:529-36).

57 Burns DA, Krause WR, Douglas HB, Burns DR. Distribuição de tensão em torno de pinos endodônticos. J Prosthet Dent 1990;64:412-8.

58 . Standlee JP, Caputo AA. As propriedades de retenção e distribuição de tensão de cavilhas endodônticas com rosca dividida. J Prosthet Dent 1992;68:436-42).

59 . Demarchi MGA, Sato EFL. Fuga de pilares provisórios e núcleos utilizados durante o fabrico laboratorial de pilares personalizados. J Endodon 2002;28:328-9.

60 Um método simples para a reconstrução de dentes anteriores decíduos severamente danificados. Alireza Eshghi,1 Raha Kowsari Esfahan,1 e Maryam Khoroushi2

61 Ribeiro CC.Fita de fibra de polietileno utilizada como pino e núcleo em dentes anteriores decíduos cariados: Uma opção de tratamento. Jornal de Odontopediatria Clínica.2001. 26 1-4

62 . Motisuki C, Santos-Pinto L, Giro EM. Restauração de incisivos decíduos severamente cariados utilizando a técnica indireta de restauração com resina composta. Int J Paediatr Dent 2005;15:282-6.

63 . McDonald RE, Avery DR. Dentisteria restauradora. In:McDonald RE, Avery DR, Dean JA, editores.Dentistry for the chil and adolescent. 8a ed.

St.Louis: Mosby; 2004. p. 376).

64 . Asmussen E, Peutzfeldt A, Heitmann T. Stiffness, elastic limit and strength of newer types of endodontic posts. J Dent 1999; 27: 275-278

65 . Alessandro V, Simone G, Marco F. Comparação entre dois procedimentos clínicos para a colagem de pinos de fibra num canal radicular: Uma investigação

microscópica. J Endod 2002; 28: 355-360.

66 Gesi A, Magnolfi S, Goracci C, Ferrari M. Comparação de duas técnicas de remoção de pinos de fibra. J Endod 2003; 29(9): 580-582.

67 . Torbjorner et al(1996) Torbjorner A, et al. Pinos de canal radicular reforçados com fibra de carbono. Propriedades mecânicas e citotóxicas. Eur J Oral Sci 1996; 104: 605-06.

68 . Ferrari M, et al. Bonding to root canal: structural characteristics of the substrate. Am J Dent 2000; 13: 255-260 Judd PL, Kenny DJ, Johnston DH, Yacobi R. Técnica de poste curto de resina composta para primário.

69 Jain M, Singla S, Bhushan BAK, Kumar S, Bhushan A. Reabilitação estética de dentes decíduos anteriores utilizando fibra de polietileno com duas abordagens diferentes. J Ind SociPedodPrevet Dent, 2011; 29(4): 327-32.

70 Ram D, Fuks AB. Desempenho clínico de coroas de tiras de compósito resinadas em incisivos primários: Um estudo retrospetivo. Int J Paediatr Dent 2006;16:49-54. dentes anteriores. J Am Dent Assoc 1990;120:553-5.

71 . Oliveira Rocha R, Das Neves LT, Marotti NR. Wanderley MT, Pires Correa MSN. Fibra de reforço intracanal em odontologia pédiatrie: Um relato de caso.Quintessence Int 2004:35:263-268.

72 . Vitale MC, Caprioglio C, Martignone A, Marchesi U, Botticelli AR. Técnica combinada com fibras de polietileno e resinas compostas na restauração de dentes anteriores traumatizados. Dent Traumatol 2004;20:172- 177.

73 Uzun G, Hersek N, Tinçer T. Efeito de cinco reforços de fibra tecida no impacto e na resistência transversal de uma resina de base de dentadura. J Prosthet Dent 1999;81:616-620.

74 . DeBoer J, Vermilyea SG, Brady RE. O efeito da orientação da fibra de carbono na resistência à fadiga e nas propriedades de flexão de duas resinas de dentadura. J Prosthet Dent 1984;51:119-121.

75 . Akkayan B, Gulmez T. Resistência à fratura de dentes tratados endodonticamente restaurados com diferentes sistemas de pinos. J Prosthet Dent 2002;87:431-7.

76 . Butz F, Lennon AM, Heydecke G, Strub JR. Taxa de sobrevivência e resistência à fratura de incisivos maxilares tratados endodonticamente com defeitos moderados restaurados com diferentes sistemas post-and-core: um estudo in vitro. Int J Prosthodont 2001;14:58-64.

77 . Ganesh M, Tandon S. Versatilidade do ribbond na prática contemporânea. Trends Biomater Artif Organs 2006;20:53-58[9,10]

78 . Abd El-Rahman AM, El-Kateb MA: Avaliação de um método de restauração de dentes anteriores decíduos severamente cariados. Al-Azhar Dent J 7(4): 875-894, 1992.

79 . Vitale MC, Caprioglio C, Martignone A, Marchesi U, Botticelli AR. Técnica combinada com fibras de polietileno e resinas compostas na restauração de dentes anteriores traumatizados. Dent Traumatol 2004;20:172- 177.

80 . Belli S, Ozer F. Um método simples para a substituição de um único dente anterior. J Adhes Dent 2000;2:67-70.

81 Tuloglu N, Bayrak S, Tunc ES. Diferentes aplicações clínicas de ribbond de reforço aderente em dentisteria pediátrica. Eur J Dent 2009;3:329-334.

82 Pinheiro SL, Bonecker MJS, Duarte DA, Jmparato JCP, Oda M Análise da resistência de união de pinos intracanais utilizados em dentes decíduos anteriores: um estudo in vitro. J Clin Pediatr Dent, 2006; 31(l): 32-34.

83 . Gujjar KR1, Indushekar KR. Comparação da força de retenção de 3 pinos diferentes na restauração de incisivos superiores primários mal partidos. J Dent Child (Chic). 2010 Jan-Abr;77(1):17-24.

84 . Mannocci F, Bertelli E, Sherriff M, Watson TF, Ford TR (2002) Comparação clínica de três anos de sobrevivência de dentes tratados endodonticamente restaurados com cobertura total de gesso ou com restauração direta de compósito. Jornal de Medicina Dentária Protética 88, 297-301

85 . Rovatti L, Mason PN, Dallari A. A estética dos pinos endodônticos. Actas do 2º Simpósio Internacional. SantaMargherita Ligure, Itália; 1998:12-16.

86 Weine FS, Wax AH, Wenckus CS. Estudo retrospetivo de sistemas de pilares cónicos e lisos colocados durante 10 anos ou mais. J Endodon 1991;17:293-7.

87 Walton TR. Um estudo longitudinal até 15 anos de 515 FPDs metalo-cerâmicas: parte 2. Modos de fracasso e influência de várias características clínicas. Int J Prosthodont 2003;16:177-82.

88 Fox K, Gutteridge DL. Um estudo in vitro da microinfiltração coronal em dentes tratados com canal radicular restaurados pela técnica de pino e núcleo. Int Endod J 1997;30:361-8.

89 Bahman Seraj,1 Sara Ghadimi,2 Zohreh Estaki,3 e Mostafa Fatemi4. Resistência à fratura de três pinos diferentes na restauração de dentes anteriores decíduos severamente danificados: Um estudo in vitro.Dent Res J (Isfahan). 2015 Jul-Aug; 12(4): 372-378.

90 Kumar R, Sinha A. Restauração de dentes anteriores primários afectados por cáries na primeira infância utilizando anéis ómega modificados - Um relato de caso. Annals of Dental, 2014; 2(4): 24-6.

91 Rajesh R, Baroudi K, Reddy BK, Praveen BH, Kumar VS, Amit S. Desenho de núcleo de poste em forma de âncora modificado para dentes anteriores primários. Relatos de casos em odontologia, 2014: 1-4.

92 . Indira MD, Kanika Singh Dhull. Restauração biológica em Odontopediatria: Uma breve visão.

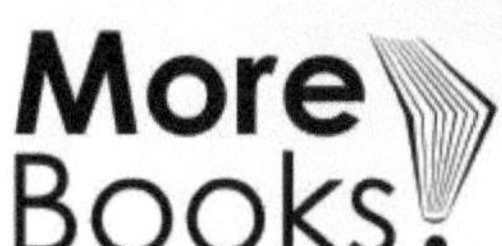

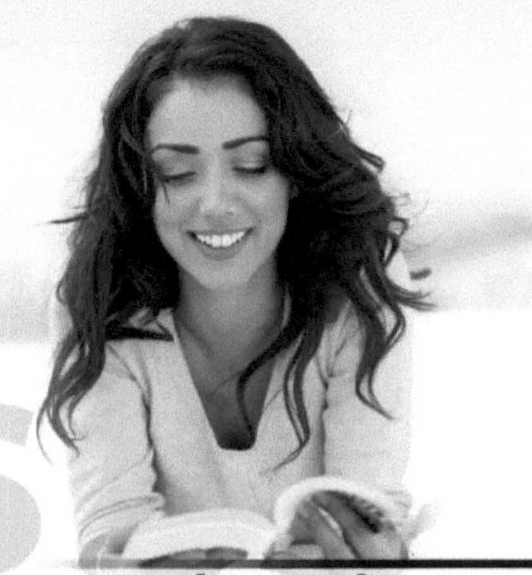

Buy your books fast and straightforward online - at one of world's fastest growing online book stores! Environmentally sound due to Print-on-Demand technologies.

Buy your books online at
www.morebooks.shop

Compre os seus livros mais rápido e diretamente na internet, em uma das livrarias on-line com o maior crescimento no mundo! Produção que protege o meio ambiente através das tecnologias de impressão sob demanda.

Compre os seus livros on-line em
www.morebooks.shop

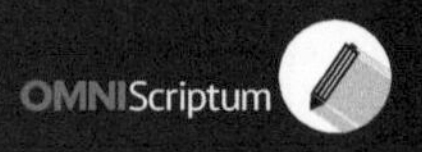

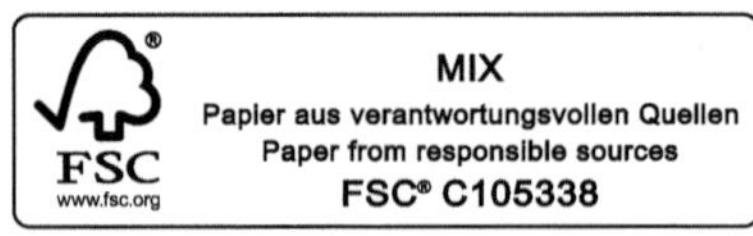

Printed by Books on Demand GmbH, Norderstedt / Germany